いつもやってくる

殺したくなる自分に
サヨナラ

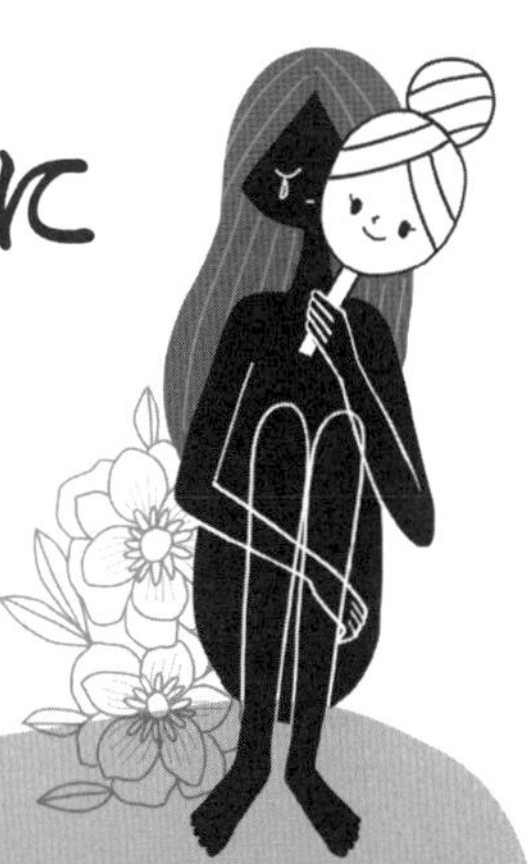

毎月のツラすぎるその症状

あなたは PMDDかもしれない!?

月経前不快気分障害

森井恵子
Keiko Morii

VOICE

はじめに

はじめまして、森井恵子です。

私は現在、「ＰＭＳ（Premenstrual Syndrome：月経前症候群）」や「ＰＭＤＤ（Premenstrual Dysphoric Disorder）月経前不快気分障害）」専門のカウンセラーとして活動しています。

この本は、ＰＭＳやＰＭＤＤに悩み、苦しむ人たちに向けて、あえて医師ではない私の立場だからこそ書けることや、お伝えしたいことをまとめた本になります。

実は、私はもともとカウンセラーになろうと思っていたわけではなく、この私自身がＰＭＤＤの当事者だったのです。

ＰＭＤＤを経験しているときの苦しさ、つらさは今も忘れることはできませんが、私なりにさまざまなチャレンジを潜り抜けながらこの病気を乗り越えてきました。

私がＰＭＤＤに苦しんでいた時代は、まだＰＭＤＤという概念すら一般的ではありませんでした。

そこで、自分自身に何が起きているのかさえよくわからず、ただ必死にもがきながら、まだ名前さえも知らなかったこのＰＭＤＤという病気を克服してきたのですが、その過程で既存の医学の無力さも思い知らされてきたのです。

そのような背景から、ＰＭＤＤ治癒の過程において、ヨガや代替療法などをはじめ、試せることはすべて試してきました。

そして、自身の経験を理論的にまとめるために、ＰＭＤＤ関連の学術誌や海外の論文にも目を通して学び、ＰＭＤＤを克服する私独自のメソッドを完成させることができたのです。

そこで、ＰＭＤＤという同じ悩みに直面する女性たちのために、この病気を乗り越えてきた私の経験が活かせるならば、とカウンセリングをはじめたのです。

現在まで、ＰＭＳやＰＭＤＤに悩む多くの女性にカウンセリングを行ってきましたが、その中でわかったことがあります。

それは、同じような心の問題を抱える人や生活習慣の乱れから、症状が悪化している人があまりにも多いということでした。

さらには、あまりにも多くの人がクリニックに長く通い、薬をたくさん飲みながらも、回復しない症状に悩み続けているという事実でした。

もし今、同じようにPMSやPMDDに悩んでいる方がおられるならば、本書を通して私の経験に触れることで、まずは、PMSやPMDDに苦しんでいるのはあなただけではないと感じていただけるはずです。

そして、そのことがわかれば、もう一人で苦しむ必要はないし、本書でご提案しているメソッドを試していただければ、あなたの症状もきっと回復に向かうはずなのです。

特にこの本は、PMSやPMDDに対して、これまで何をやってもダメだったという方にこそ読んでいただきたいと思っています。

クリニックでは詳しく教えてもらえないことや、「こんなことがPMSやPMDDに関係があるんだ！」ということも発見してもらえるのではと思っています。

私が着目した、「心と体はつながっている」という考え方から、とりわけこの本では心の部分との向き合い方、そして簡単には崩れない体の仕組みを作る方法を紹介していきます。

すべて私が実際にPMDDを経験した中で見出してきたことは、きっとPMSやPMDDに悩む人たちにもお役に立てるはずなのです。

また、PMDDは、身近な家族やパートナーにも大きな影響を及ぼすものですが、そのような方々と一緒に解決方法を見出していただければとも思っています。

PMSやPMDDに悩まれている方にとって、この本がひとつの希望の光になることを願っています。

いえ、きっとそうなれるはずなのです。

なぜならば、希望の光の源はすでにご自身の中にあるものだからです。

本書でご紹介しているのは、ご自身の中にすでに備わっている、心と体のシステムをメンテナンスして、自分の内側から美しく輝く方法です。

それらは、クリニックにも薬にも頼ることなく、自分で自分の病気を治し、健康で幸せになれる方法と言ってもいいでしょう。

今は光が見えなくても、この本に書かれていることを一つ、二つと実践して試していくことで、小さかった光がだんだんと大きく輝きはじめるのです。

その時、初めて心も体も健康になれるのです。

さあ、それではまずは、ＰＭＤＤとともに歩んだ私の道のりからお話ししていきましょう。

本書を読み終えた時に、あなたがＰＭＳやＰＭＤＤから解放される糸口を見つけられていることを祈っています。

森井恵子

Contents

第2章　「自分を殺してしまいたい」自分に豹変させるＰＭＤＤとは？

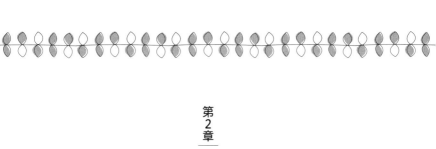

第3章 あなたの中に、もうひとりのあなたはいますか？ あなたのPMDD度をチェック

第4章 PMDDから解放されるために

第5章　PMDDから自由になるカウンセリング

第6章 PMDDが軽くなる健康的な身体づくり

第7章　PMDDから解放された女性たち

おわりに

第1章

PMDD（月経前不快気分障害）と歩んできた私の旅路

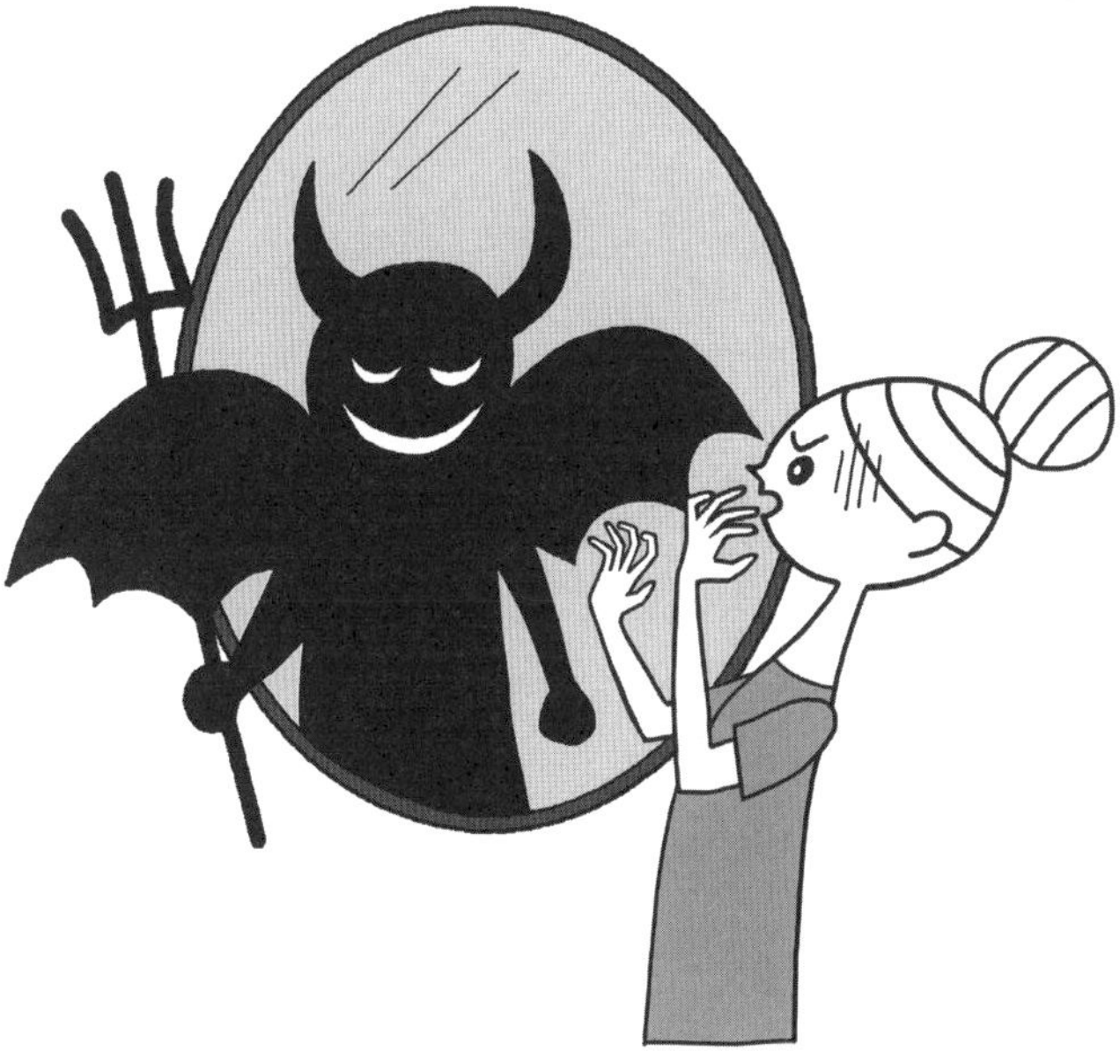

カナダで突然起きた〝ルナティック（狂気的）〟な体験

気がつけば、私は精神科の病棟にいました。
すでに、気持ちもすっきり落ち着いたことで、その日は、案内された慣れない場所で瞑想をして過ごすことにしました。

それにしても、どうして、私はこのような所にいるのだろう……。
当時の私は、ワーキングホリデーでカナダに滞在していました。

その日の私は、ルームメイトと住んでいたアパートで、彼の友人たちが集まりホームパーティをしている中、突然、泣き叫びながらナイフを振り回しはじめたらしいのです。

そして、驚き慌てふためいた友人に警察に通報されることになり、駆けつけた警官に救急車に乗せられ、ここまで搬送されたのでした。

なぜ私がナイフを振り回していたのか、その時の私には記憶もほとんどありません。救急車に乗せられるまで、この騒動に気づいた下の部屋に住むカナダ人に抱きしめられていたのをうっすらと憶えています。

ひとつだけ、はっきりしていること。

それは、私にはナイフを振り回す意図はまったくなかった、ということです。

つまり、そこにいた誰をも傷つけるつもりなどなく、悪意や怒りの気持ちなどもまったくなかったということです。

けれども、それはただ、起きてしまったのです。

まるで私が、何かに憑《つ》かれたように、もしくは、いつもの私がもう一人の知らない自分に突然豹変《ひょうへん》してしまって、そのことを起こしてしまったかと思えるほどでした。

断片的に思い出される記憶の中で、私にはその狂気の行動が他人事のように思えていました。

でも、それは私がやってしまったことであることは紛れもない事実です。

病院に運ばれて個室に入った時には、すっかりクールダウンしていつもの私に戻っていました。

病室の中を見渡すと、手錠や足枷《あしかせ》のついたベッドがあり、少しぞっとしたのを憶えています。

鉄格子のついた窓からは満月が輝いて見えていました。

でも、私にはどうしてそのことが起きたのか、その原因がなんとなくわかっていました。

それは、それまでもたびたび起きていた**月経の前になると突然変貌してしまう「おかしくなる自分」という現象であり、自分で自分のことをコントロールできない衝動**です。とはいっても、まさか自分がナイフを振り回すような〝事件〟を引き起こすとは思ってもいなかったのです。

そのような**「月経前に別人になる」「身体を乗っ取られたような感じになる」という状態こそが、いわゆる「ＰＭＤＤ（月経前不快気分障害）」という病気のしわざ**です。

PMDDは事件にまで引火することも

ただし、これは後で知って自分でも驚いたのですが、その日はまた、ある「特別な日」でもあったのです。

インド系カナダ人の男性のルームメイトはヨガの実践者であり、その日は、彼の友人たちが揃って私たちのアパートに集まっていました。

実はその日は、ヒンズー教徒やヨガの実践者たちにとってはインドでは最も大きなお祭りである、「マハシヴァラトリ（ヒンズー教において創造と破壊を司るシヴァ神を祀る祭）」から2週間経った満月の日で、インドのアシュラム（寺院）において、まさに女神の像に入魂式が行われていたところでした。

ヨガ実践者にとって、その年のその日は、エネルギーが高まるとされている日だったのです。

友人たちが皆でパソコンの前に集まって、インドからライブで実況中継されている祭典の動画を見ていた最中に、私にそれが突然起きたのです。

当時の私は、ナチュラリストのルームメイトの影響でヨガをするようになったり、食生活をベジタリアンの食事に変えたりしながら、より自然派の暮らしの習慣がつきはじめていた頃でした。

とはいっても、ルームメイトとはそこそこ親しかったものの、この日、彼と彼の友人たちがどのような目的でアパートに集まってきているかなどについては、まったく知りませんでした。

けれども、もしかして、敏感な私が神聖な祭りの日にトランス状態になってしまったのも、その日の特別な空間のエネルギーや、スピリチュアル的なものが何か関係していたのかもしれません。

もちろん、このイベントがこの一件の原因になったとは言い切ることができないのも確かです。

女性の月経の周期は、月の満ち欠けの周期にたとえられることもあります。

「月（ルナ：luna）」という単語から、〝ルナティック（心神喪失、精神錯乱）〟という言葉があるように、女性の身体が月のサイクルや引力の影響を受け、月経前に敏感な心身の状態のときには、何かの要因をきっかけにしてこのような事が起きても決して不思議ではない、ということなのだと思います。

特に、もともと**ＰＭＤＤの傾向がある人は、ほんのささいな火種から引火すると、自**

分では意図しないようなことさえも起きる可能性があるということです。


さて、再びその日の事に戻りましょう。

すっかり平静に戻った私は病院で1泊した後、医師には「あんなことをしてしまったのは、ＰＭＤＤという一時的に精神症状の出る病気が原因でした。でも今の自分はもうすっかり大丈夫だから早く帰らせてほしい」と訴えました。

けれども、医師はなかなか私の訴えにも納得せず、帰宅の許可が出るまで時間がかかりました。

ちなみに、このような衝動が引き起こされる原因になる場所（この場合、当時私が住んでいたアパート）から離れることで症状が落ち着くのは、ＰＭＤＤにはよく見られることです。

しばらくすると、やっと手続きも終わり、ついに帰宅が許されました。

しかし、アパートに戻ると、ルームメイトからはアパートを出ていくようにと言われてしまいました。

「ナイフを振り回すような危険な人とは一緒に住めない。3日以内に出て行ってほしい！」

当然の厳しい通告に、私も素直に従うしかありません。

でも、アパートを追い出されても、私には次に行く当てもありません。

3日以内に引っ越しをするというのは無理だったので、ルームメイトには引っ越しするまでの期間を1週間に延ばしてもらいました。

１週間後、私は雪の積もった中を重たい荷物を抱えて急遽泊めてもらうことになった友人宅へと急ぐことになりました。

PMDDは薬では治せない

自分が予想もしないドラマの主人公になってしまうのは、私だけではありません。PMDDの人、また、その傾向がある人には、このようなことがいつ起きてしまうかさえわからないのです。

実は、私がそのことに気づいたのは、カナダに出発する約1年前の２００７年頃でした。

当時の私は、時々このようにコントロールできない自分になってしまうことに何年も苦しみ、悩みながらも解決策を探してきて、その原因がＰＭＤＤであるということをやっと突き止めたところでした。

月経前に豹変する女性たち

ある日、何気なくめくっていた新聞の書籍の広告欄にあったフレーズに、私は釘付けになってしまったのです。

それは、精神科の医師である山田和男先生著の『月経の前だけうつ病になってしまう女性たち―ＰＭＤＤ（月経前不快気分障害）を治す』（健康ライブラリー）という本の広告案内でした。

その時に、「私を悩ませていたのは、これだったんだ！」とヒラメキのようなものを感じた私は、すぐさまこの本を取り寄せると、一気に読破して、「自分はＰＭＤＤだった！」と確信して病院に駆け込んだのです。

その時は、長い間探してきたパズルの答えがやっと見つかったように安堵したのを覚えています。

実はそれまでも、婦人科や精神科などをずっとジプシーしていたのですが、はっきりとした原因がわからずに長い間苦しんできたのです。

でも、この時、「私は病気だったんだ！」ということがわかったことで、逆に肩の力が抜けてほっとしたほどです。

しかし、当時はまだ、精神科の先生たちもＰＭＤＤという言葉やその意味さえも十分に理解・認識はしていなかった時代。

私には、抗うつ薬の一種である「ＳＳＲＩ（選択的セロトニン再取り込み阻害薬）」をはじめ、抗不安剤などが処方されるだけでした。

病院に通いながら、薬を変えて時には漢方などを試しながら治療を続けても、一向にＰＭＤＤの症状は治りません。

その頃は、すでに仕事も辞めてＰＭＤＤが原因で家族との関係が悪化していた状況の中で、「もう、家族といるのは限界だ。自分がどうにかなってしまう。この場所にはいられない！」と、海外へと逃亡した先で起こった出来事だったのです。

でも、今にして思えば、**ＰＭＤＤとは、薬では治せるものではなかった**のです。

なぜならば、ＰＭＤＤは月経前のホルモンバランスの変化に起因して起こるものではあるのですが、**その原因に大きな影響を及ぼしているのは、その人の過去の心理的なトラウマや感情的な問題も、大きな原因になっていることが多い**からです。

そこで、そこの部分がきちんと解決されない限り、私の経験上、ＰＭＤＤは決して完全には治せないと思うのです。

それでは、私の奥深くに潜んでいた過去のトラウマとは、感情的な問題とはどのようなものだったのでしょうか？

私は知らない間にどのような心の傷を抱えていて、それが癒されないまま大人になっていたのでしょうか？

そのことを明らかにするためにも、今から私の過去にまでさかのぼってみたいと思います。

求められる「しっかりした子」を演じ続けてきた私

私は、共働きの両親と4つ離れた姉という4人家族の中で育ちました。

小さい頃から、父親の仕事が安定せず経済的にも苦労していたので引っ越しが多く、子ども心に常に「どこか落ち着かない」不安定な気持ちがありました。

学区内で引っ越すことが多かったので転校は少なかったものの、それでも、1年ごとに家を変わるような時期もあり、「自分が明日はどこにいるのかわからない」という不安をいつも抱えていて、地に足がつかない感じの日々を送っていました。

家庭を築くことは〝ネスティング（巣づくり）〟とも言われますが、その〝巣〟がつくられたかと思ったら、すぐに壊されるということを幼少期はずっと繰り返されてきたのです。

誰にとっても自分の家こそが自分の居場所でもあり、最も安心できる場所でもあるのですが、私にとってはまだ、幼い頃から心やすらぐ〝安住の地〟というものがありませんでした。

また、経済的にも苦しい家庭だったので、両親の仲が次第に悪くなっていったのも子どもも心にわかりました。

母親も日中は働いていたので、いつも側にいてもらえるわけではありません。

両親が夜勤の仕事をしていた時期もあり、まだ小学1年生だった私は姉と2人で夜を過ごすこともありました。

まだまだ愛情をたくさん注がれて守ってもらいたい幼い頃から、私は必然的に自立す

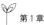

ることを覚えなければならなかったのです。

そんな私は自宅を一歩出ると、〝頑張り屋さん〟な女の子でした。

共働きの家で育ったためにしっかりしているように見えたのか、また、背も高かったのでリーダーシップがあるように見えたのか、本心では望んでもいないのにリーダー的な役割を任されることが多かったのです。

たとえば、放課後は共働きの子どもたちが集まって過ごす「学童保育」でも他の子の世話をするように先生に頼まれたりして、お世話好きのしっかりした子を演じていました。

実際には、話を聞いてもらったり、相手をしてもらいたかったのは、誰よりも私の方だったのかもしれません。

とにかく、**外では求められる〝しっかり屋さん〟を頑張って演じて、家に戻るとそのストレスでどっと疲れながらも、自宅にいても心からは落ち着くことができない**、という小学生時代だったように思います。

そんな私は、ついに学校に行くのが嫌で嫌でたまらなくなり、時には仮病を使って休むこともありました。

普通なら、まだまだ無邪気で屈託のない日々を送るはずの小学生時代も、私にとっては苦痛でしかなく、小学校の卒業式の日には、「ああ、やっと小学校が終わった。長かった……」と思ったほどです。

その後、中学校に上がっても見せかけの〝しっかり屋さん〟はそのまま続きました。

部活のソフトボール部では副キャプテンを任され、そして中学3年の時には、なんと生徒会長までやることになりました。

これも、なんとなく周囲から推薦されてやらされるという意に反したものでしたが、この頃は、それでも自分の役割をなんとかやり遂げようと必死だったように思います。

手に職をつけるために歯科衛生士になる

高校に入学して進路を考える時期になると、将来を考えて、手に職をつけるために歯科衛生士になることにしました。

私の世代はいわゆる就職氷河期世代であり、大学を出ても就職ができない、といわれていた時代です。

また、実家の経済状況を考えても、大学に行くなら奨学金をもらって進学するしかありません。

でも、就職難の時代に奨学金を借りて大学進学をしたとしても、就職できないのならお金が返せないことになるので意味がないと思い、いち早く手に職をつけることにしたのです。

こうして、専門学校に進んだ私は、晴れて歯科衛生士として歯科医院に就職することになりました。

この歯科衛生士として過ごした最初の５～６年間は、ＰＭＤＤの症状がはっきりと現れる前の数年間であり、やりがいのある日々を送り、自分で収入が得られ好きなことができた時代だったので、とても充実していたように思います。

職場は労働時間も長く過酷でしたが、自分の腕次第で上へ上がってゆける実力主義の仕事は自分にも合っていたのです。

ちょうど20代の半ば、誰もが自分のキャリアを模索しながら積んでいく時代に、私も同じように皆と肩を並べて懸命に頑張っていた時代でした。

ある出来事が訪れるまでは……。

姉の妊娠でPMDDが目を覚ます

PMDDは、何気ない普通の日常の風景の中で、ある日突然、火山が噴火してしまうように現れることがあります。

仕事に充実した日々を送っていた26〜27歳の頃、結婚して実家を離れていた姉が妊娠し、女の子を出産することになりました。

そして姉が、私と両親が住んでいる実家に子どもを連れて時々遊びにやって来ることになりました。

すると、両親が姉の娘である孫を溺愛する姿を目撃するようになります。

祖父母である両親にとって、初孫はとても可愛い存在であることは当然であり、普通ならとても微笑ましい光景に違いありません。

でも、祖父母が孫を可愛がるというその光景が、私にとっては自分では思ってもみないほど苦痛だったのです。

「私は、こんなふうに可愛がられた記憶がない……」

私には小さい頃から母親から言われていた言葉がありました。

「あなたは、2人目の女の子だったからね。男の子が欲しかったお父さんはあなたが生まれた時に、女の子ってわかったら、〝なんだ、女の子か〟って言って、すぐに病院を出て行ったのよ」

何度も言われてきたその言葉が、私の奥底にしっかりと錨《いかり》のように降ろされていたのです。

だからこそ、家族に関心がない父親が私にとって〝いつもの父親〟の姿でもあったのに、生まれてきた孫の前では愛情深い人間にすっかり豹変しているのです。

その姿は、私にとってあまりにもショックでした。

そういえば、姉の妊娠がわかった頃から、すでに両親は孫を心待ちにするようになって態度がすっかり変わっていたのです。思い起こせば、私のイライラはその頃からすでにはじまっていたのでした。

あろうことか、気づけば、私は姉の赤ちゃんに嫉妬し、父親を憎む気持ちが湧き上がってきていたのです。

それと同時に、「いい大人の私が、赤ちゃんに嫉妬するなんてどういうこと？」と自己嫌悪に陥り、自分のことが嫌でたまらなくなりました。

でもこの時、**すっかり大人になったつもりだった私は、心の底で叫んでいた**のです。

私だって、もっと可愛がられたかったのに！
私だって、もっと甘えたかったのに！
私だって、もっとやさしくしてもらいたかったのに！

実はこれまで、そんなことは特に一度も思ったことはなかったのです。

小さい頃から、誰よりもいち早く自立していた私が、そんなことを思うわけがないのです。

でも、姉の赤ちゃんが家族の前に登場したことをきっかけに、私の中の癒されていない子ども時代の感情が初めて顔をのぞかせることになりました。

外ではしっかり屋さんとしての仮面を被って、皆の期待に応えようとリーダー役を務めていた私。

自宅では両親が不仲で不在がちの中、引っ越しばかりで落ち着かなかった日々。

そんな環境の中で、1日も早く大人になろうと頑張ってきた私。

でも、本当の私はしっかりもしていないし、リーダーなんかじゃない。

私だってたくさんの愛情を求めていたのに、それは叶わなかった。

そんな**自覚はないものの、傷ついた子どもの私は癒されないままに大人になっていたのでした。**

霊媒師に助けを求める

そんな過去のトラウマが浮上してきた頃から、自宅住まいだった私は、次第に精神的に不安的になり両親との喧嘩が絶えないようになっていきました。

今にして思えば、精神的に不安的になるのは月経前の10日から2週間前くらいの時期のみですが、最初の頃は、それが月経前であることさえも自分ではあまり自覚していなかったように思います。

こうして時折襲ってくるひどい落ち込みは、ひどいときには自殺願望までも引き起こすこともありました。

職場に行く時に電車のホームから線路を見つめ、「ここから飛べば、もう解放されるのかな？」というような考えが一瞬頭をよぎることもありました。

それでも、そんな思いを払拭してなんとか職場に着いた後も、そこでは元気な自分を演じなければならないことが、大きなストレスになるのでした。

あるとき、不安定な状態になっている時に鏡を見ると、顔つきが豹変していて、自分ではない別人が鏡の中に映っていました。

そんな話を職場の友人に相談すると、「何か霊に憑かれているんじゃない？」と言われて、友人の紹介で霊媒師の所に行ってお祓《はら》いをしてもらうことになりました。

「なるほど。こんなに自分がおかしくなったのは霊のせいだったんだ。これで、やっと私も救われる……」

この頃はまだＰＭＤＤのことを知る術《すべ》もないので、この時はこんな自分になってしまうのが霊のせいだと思うと、自分でもほっとしたのを覚えています。

早速、車を走らせて訪れたのは、友人が信頼をおく霊媒師の先生でした。

その先生から「小さな女の子の霊が憑いていて、その子がお姉さんの子どもに嫉妬している」と言われて、何度かその先生のもとにお祓いに通うことになりました。

その後も、さまざまな霊が〝憑依《ひょうい》〟していると言われるたびに、私はお祓いに通うことになりました。

その先生はきちんと本職もあり、お金を取る商売もしていなかったことから、信頼できる良心的な人でした。

ところが、その先生の所に何度通っても状況は変わらず、ついに「君のケースは霊ではない、きっと心の問題だ」と言われてしまいました。

この先生がなんとか私を助けてくれるはず、と思っていた私は完全に打ちのめされてしまったのです。

しかも、今さら心の問題と言われてしまうと、今までの除霊はなんだったのかと落胆したのを覚えています。

すでに、歯科衛生士を続けられずに辞めてしまっていた私は、あれほど頑張っていたキャリアも捨て、家族関係や自分の生活も破綻し、すべてを失いかけていました。

そして、ここにこのままいたらもう自分がダメになってしまう、と逃げるようにして自宅を飛び出して〝逃亡〟したのがカナダだったのです。

それが、２００８年のことでした。

アメリカのアシュラムで内観を学ぶ

こうして、日本でのしがらみをすべて捨ててカナダへ行ったにもかかわらず、あのような事件を起こしてしまったのです。

とはいえ、カナダでは日本にいた時よりも状況はかなり改善してきていました。

まず、心の傷の原因でもあった両親のいる自宅という環境から離れていたことがひとつ。

また、ルームメイトの影響でベジタリアンになり（今はまた普通の食生活に戻っていますが)、ヨガを習慣にして、自然療法や代替療法も学びはじめたことで、心身ともに少しずつ健康的になってきていたのです。

また、自宅から離れて違う環境にもなったことで、幼い頃の心の傷に触れることも少なくなっていたのです。

そんな中、冒頭のような事件が最後の激しい好転反応のように起きてしまったのです。

そして、この一件の後、私はアパートを出て友人宅に数日間お世話になった後、ルームメイトに教わった流派のヨガをさらに極めたいと思い、アメリカのテネシー州のヨガのアシュラムにしばらく滞在することにしました。

その(流派の)ヨガは、カジュアルなエクササイズではない本格的なヨガであり、人間のエネルギーを根本から変えると言われるほどパワフルなヨガとして知られています。

心身の状態を改善させてくれたヨガに、私は活路を見出したのです。

訪れたアシュラムでの生活は、まるで天国のようでした。おだやかな人々の集団に大自然の中の平和な環境、そこには健康的で理想的なライフスタイルがありました。

癒しの空間の中にいるとＰＭＤＤの症状が出ることもなく、ビザなどの問題がなければ、ここにこのままずっと滞在していたい、と思うほどでした。

ここでは、運命的に私のメンターとなる師であるサドゥグル（Sadhguru）に出会い師事することになり、彼の指導するヨガのマスタープログラムをすべて修了することになりました。

ここでの生活は、その後の私に大きな影響を与えてくれました。

特に私にとってプラスになったのは、ヨガのプログラムにあった**内観のメソッド**です。

これは、**自分にとってネガティブな感情を呼び起こすものさえもジャッジせず、否定もしない**ということ。そして、**それらを紙に書き出して燃やすことで感情の浄化を図る**のです。

これが私にとってとても効果的だったように思います。

その後、アメリカから日本に一時帰国した私は、さらにヨガを極めるためインドに渡り、タミルナドゥ州のアシュラムに6か月滞在しました。

こうしてカナダ、アメリカ、インドと約2年半の海外生活を経て、ついに日本に帰国することになりました。

再び日本でよみがえる感情にも対処できる自分に

日本に帰ると、再び両親と一緒に暮らす生活に戻りました。
すると、海外に出る前と同じ環境に戻ってしまったことで、また再びあの月経前の落ち込み、感情のゆさぶりがやってくるようになったのです。

どうして海外にいるときには収まっていたことが、またぶり返したんだろう？
やっぱり、日本で家族と一緒に住むのがダメなの？

でも、この時点での私は、もう以前の私ではありませんでした。
アメリカのアシュラムで身につけた内観力で自分の内側を見つめることができるよう

になっていたのです。

アシュラムにいた時のように、自然の中で思いを書き出した紙を焚火にくべることはできませんが、自分の部屋でキャンドルを灯して紙に書き出すワークなども行いました。

するとやはり、自分の内側から浮上してくるのは子ども時代の思い出です。まだ小さかった子どもの頃の嫌な思い出や苦しい思い出たちが走馬灯のように、その時の気持ちと共に再び押し寄せてくるのです。

それらを**そのまま受け止めて、苦しい感情に飲み込まれないようにしながら、「どうして、そのことが嫌だったんだろう?」「どうして、あれが苦しかったんだろう?」と客観的に見つめてみます。**

嫌いだった父親への感情も、自分の生の感情を無理して抑えずにそのまま書き出してみます。

「大嫌い！」

「いっそのこと、死んでほしい！」

正直、自分でも驚くような残酷な言葉も出てきましたが、そんな自分も抑えないようにしました。

当時の記憶がよみがえり、その時の気持ちやトラウマを思い出すと、感情が引っ張り出され、苦しくて悲しくてたまらず、わんわんと泣きだしましたが、それでも、自分の感情に向き合いながら、湧き上がる思いをとことん書き出しました。

当時の私は、すでに30歳を超えていましたが、いい大人になった自分が子どもの頃の記憶を思い出して、涙も鼻水も流しながら泣いている姿を、昔の自分だったらきっと「情けない」「大人げない」と否定していたことでしょう。

でも、その時の自分はそんな自分も嫌悪せずに、「こんな自分だっているんだ」「これだって私なんだ」、とありのままの自分を受け入れるようになっていました。

ここで、「こんな自分はダメだ！」「こんな自分は恥ずかしい！」とすべての感情を吐き出さずにいると、また同じことを繰り返してしまうのはわかっていました。

だから、**完全に自分の思いを出し尽くす必要があった**のです。

過去の思い出をたどる作業は、とても苦しい作業です。

それは、まさに苦行そのものでした。

それでも、もう私は自分と真剣に向き合う時だということがわかっていました。

そして、紙に書いたあふれ出すさまざまな思いをキャンドルの炎にくべて燃やして浄化していきます。

それは、一人だけで行うささやかな「お焚き上げ」のようなものです。

暑い夏でしたが、そんな作業を部屋に籠もって汗をだらだらと流しながら、何度も何度も行いました。

ネガティブな思いが心の底から湧き上がってくるたびに、「また、やらなくちゃ！」と、覚悟を決めて〝マイお焚き上げ〟を繰り返したのです。

その頃の私は、もう自分を抑えることはありませんでした。

心理カウンセリングの世界では、自分の内側に潜んでいる大人になりきれていない小さな子どもを「インナーチャイルド」と表現したりします。

しばらくすると、そんな私のインナーチャイルドがやっと癒されたのか、少しずつ私を苦しめていたPMDDの症状も収まってきたのです。

日本に帰国後も、最後の最後まで深く刺さっていた心の棘《とげ》を、私はやっと抜くことができたのです。

でもそれは、一大決心をしてカナダに飛び立ってから、アメリカ、インドでさまざまな経験を経て、やっとたどり着けた道だったのです。

PMDDの女性たちを救いたい！

その後、2011年にインドに渡航した際には、再びアシュラムでヨガと瞑想法を研鑽し、メディテーション講師の認定を受けました。

これまでの過程を経て、私を長い間苦しめたＰＭＤＤはすっかり完治することになりました。

インドから帰国後は、独学でＰＭＤＤについて、どうすれば薬に頼らず自分に備わった治癒力・免疫力を高めて月経前の症状や女性ホルモンによる心身の症状が改善できるのかを学び、症例による研究が日本よりも多い海外の文献などもリサーチしてきました。

とはいっても最初は、自分で今のような仕事に就こうとまでは思ってもいなかったのです。

ヨガを教えたりしながら、健康的なライフスタイルを送るためのアドバイスなどを何らかの形で発信していきたいと思っていました。

けれども、ＰＭＳやＰＭＤＤに悩み、苦しんでいる女性たちのニーズが高いことがわかり、自然の流れで、その方たちへのカウンセリング、セミナーを開催するようになったのです。

現状では、**ＰＭＤＤに悩む人たちは、精神科で薬を処方してもらうのが一般的な処法となっています。**

ＰＭＤＤのエキスパートもほとんどおらず、その解決法も医師からの視点での書籍があったりするだけです。

そこで私は、ＰＭＤＤに自ら悩み苦しんだ私が同じようにＰＭＤＤに苦しむ女性たちを救うことができれば、と思うようになりました。

むしろ、ＰＭＤＤを経験した私でなければそれはできない、とさえ思うようになったのです。

特に経験上、**ＰＭＤＤに最も大きな影を落としている過去のトラウマやストレスなどに向き合う重要性は病院やクリニックでは重要視されていません。**

もちろん、カウンセリングなどで話は聞いてもらうことは可能だとしても、具体的に自分で向き合っていく方法は、なかなか見つけることができません。

けれども、実はここの部分がＰＭＤＤの解決には大きな鍵を握っていると思うのです。

そこで、ＰＭＤＤに悩む女性たちには、心身を整えて薬を使わない解決法を提供することで、１日も早くＰＭＤＤから自由になるためのサポートをしようという決心をしたのです。

長年ＰＭＤＤに悩み苦しみ、そこから自分を解放できた私だからこそ伝えられることがあるのでは、との思いが現在の活動につながることになりました。

第2章

「自分を殺してしまいたい」自分に豹変させるPMDDとは？

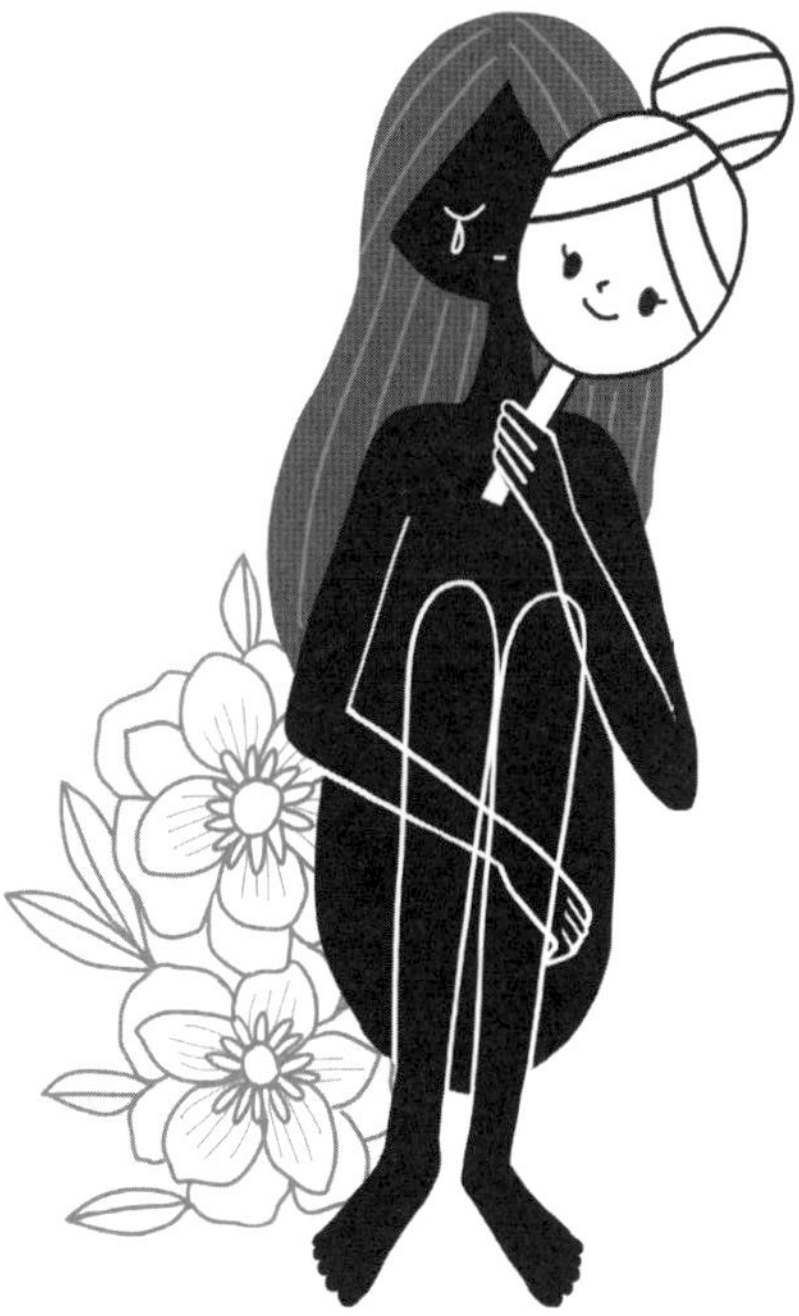

ＰＭＤＤ「月経前不快気分障害」とは？

第1章では、20代半ばから突然、嵐のようにやってきて私の人生を大きく揺さぶり、約10年後に去っていったＰＭＤＤとともに歩んだ道のりをお伝えしました。

ＰＭＤＤが、どれだけ私の20代半ばからの大切な10年間を翻弄したか、これでおわかりになっていただけたのではないでしょうか。

ＰＭＤＤとは、その症状がより深刻になるほどに、その人の人生を大きく狂わせてしまうこともあるのです。

特に、これまでのカウンセリングから、**20代半ばから30代半ばにＰＭＤＤが悪化し、生**

活に支障が出るようになることがわかってきています（個人差はあり）。

この年代は、仕事もキャリアを積み、家族から独立して結婚や出産などを迎える女性も多いのですが、この時期にＰＭＤＤによって人生に大きな狂いが出ると、その後の人生にも長く影響を及ぼしてしまうのです。

また症状を抱える中で、職場や家族、パートナーなど、大切な周囲の人との人間関係も大きく破綻する場合もあります。

私も社会人として本来充実しているべきこの大切な時期に、ＰＭＤＤが原因で仕事や人間関係がうまくいかず不安や孤独を感じたものでした。

それでは、ここで改めてＰＭＤＤとはどのようなものであるかを定義してみたいと思います。

一般的にＰＭＤＤとは、**「月経前不快気分障害（PMDD：Premenstrual Dysphoric**

Disorder)」と呼ばれるように、月経がはじまる約2週間〜10日前の排卵あたりから心の状態が急に悪化するもので、月経の開始とともにその症状が軽減、またはすっかり消えてしまうものです。

その症状とは、たとえば、普段ならウツの症状がない人がウツっぽくなったり、不安や怒り、寂しさ、絶望感、悲しみなど負の感情の起伏が突然激しくなり、時には攻撃的になるほど自分の感情をコントロールできなくなったりするものです。

私自身もＰＭＤＤの症状が出ていた時は、親を罵倒しながらも、「これは自分じゃない！　自分が言ってるんじゃない！」と泣きながら口を押さえていたりしました。

頭では言ってはいけないとわかっていても、自分では感情の抑制がまったく利かず、勝手に口から暴言が飛び出してくる感じなのです。

他には、睡眠障害や食欲不振・過食などが起きることもありますが、**基本的には精神**

的な症状が強く出るのがＰＭＤＤの大きな特徴です。

また集中力も続かず、いつもなら３つ、４つのことを同時にできるのに、ＰＭＤＤの症状が出ている時期には１つのことをするのがやっと、というような感じになってしまいます。

具体的な例を、ある主婦の方の生活にたとえてみましょう。

たとえば、その方は普通の状態ならキッチンで鍋をかけて料理をしながら、その合間に部屋の掃除をして、赤ちゃんにミルクをあげながら、その上の子どもの宿題を見る、というようなことを行えるかもしれません。

でもＰＭＤＤの症状のときには、自分がやるべき事で頭の中が混乱し、フリーズして思考停止してしまうのです。

私たちは、日常生活では意外にも同時に複数のことを行っているものなのです。

けれども、ＰＭＤＤになると、そのうちの１つをするのがやっと、というようなこともあり得るのです。

もしくは、落ち込みがひどくなったりウツの状態になったりすると、そのうちの１つをすることさえもできなくなったり、寝込んでしまうということもあったりします。

そして、そんなふうになってしまう自分を責めてしまい、さらにウツの症状を深めていくのです。


ＰＭＤＤは、**名前に「障害（ディスオーダー）」とあるように、正式にアメリカの精神医学会では病気と認められていて、現状では精神科で薬を用いて治療されるべき「*病気」**とされています。

＊日本の精神医学会もアメリカの精神医学会に則っているので、精神科の領域となり、基本的には精神病としての扱いとなります。

ＰＭＳとＰＭＤＤはどう違うの？

一方で、「**ＰＭＳ（Premenstrual Syndrome）**」という言葉なら聞いたことがあるという人も多いと思います。

ＰＭＳは、「月経前症候群」と呼ばれるように、月経がはじまる約２週間～10日前（排卵期あたり）からはじまる身体的及び精神的な症状であり、ＰＭＤＤと同じように月経開始後にその症状が消滅したり軽減したりするものですが、**「シンドローム（症候群）」と呼ばれるように正式な病気ではありません。**

もちろん、ＰＭＳも普段の日常生活に影響を与えるほどの症状もあるのですが、ＰＭＤＤの方はさらにその精神症状が重く、ＰＭＤＤが原因で社会生活に支障をきたしたり、日常生活が送れなくなったり、破綻してしまうほどの重篤な症状になります。

実際にＰＭＤＤが原因で離婚をしたり、家庭が崩壊したり、学校や会社を辞めたりする人も少なくなく、中には私が一時そうだったように自殺願望が出る人もいます。

片や、**ＰＭＳの方は、どちらかというと身体的症状を訴える人が多いのも特徴**です。

頭痛、腹痛（下腹部痛）、お腹の張り、腰痛、身体のむくみ、乳房の張りや痛みなどは、症状の程度の差はあれども月経のある女性ならほとんどの人が経験することではないでしょうか？

もちろん、ＰＭＳにも精神的症状もあり、イライラ、集中力の低下、情緒不安、不眠・

過眠、拒食・過食などに陥る人もいます。

ＰＭＤＤの原因とは？
——私が考えるＰＭＤＤとＰＭＳの違い

一般的な概念でＰＭＤＤとＰＭＳの違いを一言でお伝えすると、**「ＰＭＤＤは病気であり、ＰＭＳは病気ではなく症候群である」**ということ。そして、**「ＰＭＤＤの方はより重度の精神的な障害をきたしてしまう」**ということです。

別の言い方をするならば、ＰＭＤＤは深刻な病気であり、ＰＭＳは風邪に伴う諸症状（咳や鼻水、頭痛、寒気など）のような、月経に伴う諸症状と捉えるとわかりやすいかもしれません。

ただし、これは私の見解ですが、別の観点からもＰＭＤＤとＰＭＳには違いがあると思っています。

これまで、１００人以上のクライアントさんのコンサルティングをしてきた私が、私なりにリサーチをしてきた上で考えるＰＭＤＤとＰＭＳの違いがあります。

それは、**「ＰＭＤＤになる人は、ＰＭＤＤ特有の体質を持っている**（もしくは、持っているのではないか）**」**ということです。

そのような観点から見た場合、「ＰＭＤＤになる人は、ＰＭＤＤになりやすい体質を持っている」のであり、一般的な概念である**「ＰＭＳの重いバージョン」**とは言えないのです。

ご存じのように、ＰＭＳやＰＭＤＤなどの女性特有な疾患・症状には、**女性ホルモン**

が大きく関与しています。

その中でもPMDDになる人は、**このホルモンを司る脳の機能に何か問題があるというケースもある**のです。

たとえば、脳の中には女性ホルモンであるエストロゲンを受け取る受容体（エストロゲン受容体α）があるのですが、それ自体に変異体が存在する場合があります。

また、遺伝子的な部分で変異が見られたり、脳の活動に違いが見られたり、自律神経に対する過敏さなどが影響することも海外の文献などからわかっています。

これらを考慮すると、**PMDDはPMSがより重症化したもの、とは必ずしも言えない部分**もあるのではないかと思っています。

PMDDの原因

A 心理面に原因がある

B 脳機能に原因がある

C 体質に原因がある

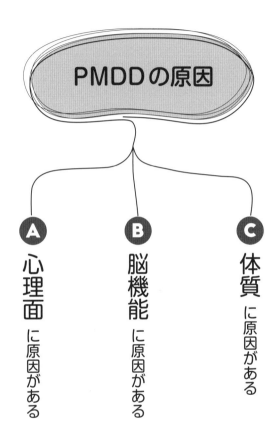

前ページのチャートを見てもわかるように、ＰＭＤＤの原因になるのは、**Ⓐ心理面**、**Ⓑ脳機能の働き**、**Ⓒ体質**の３つが考えられ、これらが単体でなく複合的に関与し合っていると思われますが、中でも私はⒶの心理面の影響が特に大きい要因になっているのではないかと考えています。

社会におけるＰＭＤＤの位置づけや現在の取り組み

この社会でＰＭＤＤがひとつの病気であると認められるまでには、長い年月がかかりました。

ＰＭＤＤという症状は、きっと昔からあったはずなのですが、ＰＭＤＤという病気の名称として認識されてからの歴史はまだ新しいのです。

これはある意味、現代社会における女性の地位がどれだけ社会で認められているか、ということとも関係があるのかもしれません。

その短い歴史をひも解くと、アメリカ精神医学会（ＡＰＡ：American Psychiatric Association）では１９９３年頃に一度ＰＭＤＤは病気であると提案されたのですが、その時点では、まださらなる研究が必要と結論づけられて、病気と認定されませんでした。

そして、そこから病気と認められるまでに実に約20年がかかり、やっと２０１３年に精神の病として正式に認められたのです。

また、このＰＭＤＤがはっきりと病気として認知されるのに時間がかかったのにも理由があります。

それは、やはりこのＰＭＤＤが襲ってくるのは月に1度のことであり、一旦、月経がくれば元のノーマルな状態に戻ることから、医師の診療を受けようというところまでたどり着かない人も多いのです。

「喉元過ぎれば……」の感覚で、大きな嵐が過ぎ去った後には、いつもの元気な自分に戻れるのがＰＭＤＤなのです。

そこで、普通の状態に戻っている時にあえて病院に行く人は少ないと思われるのです。月経前に自分に起きることが、まさか「病気」だと思う人は少なく、性格的なものが原因だろうと思っている人が多いのも事実なのです。

ところが、いざＰＭＤＤの状況に見舞われているときには、病院にいくような冷静さや心の余裕もなくなってしまうのです。

このようにして、結局は誰にも相談できずに1人で悩みや問題を抱えてしまうという人が多いのが現状なのです。

第3章

あなたの中に、もうひとりのあなたはいますか？

あなたのPMDD度をチェック

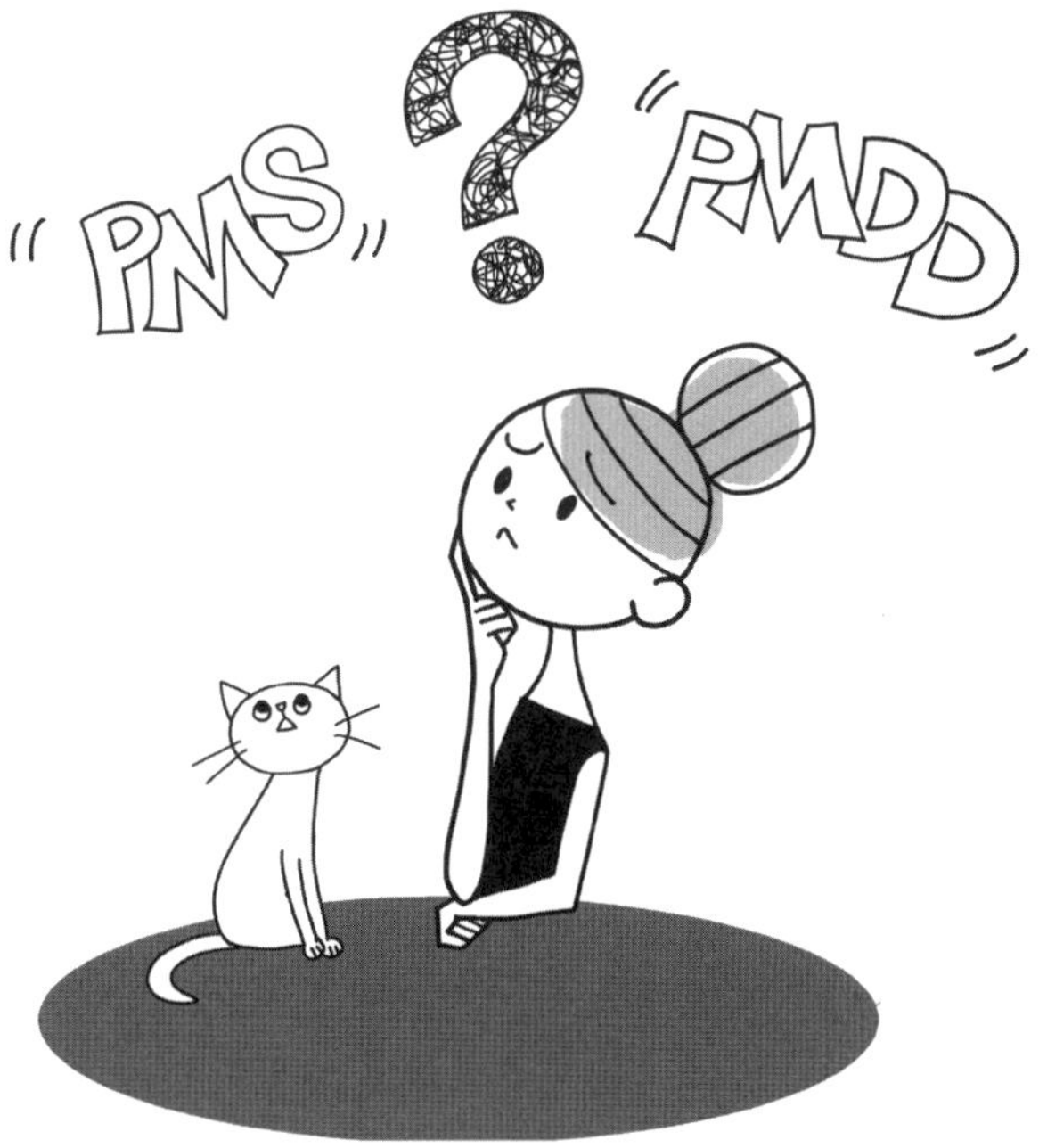

私はＰＭＳ？　それともＰＭＤＤ？
今はまだＰＭＤＤ未満？

月経前になると、突然、別人のようになってしまう！

落ち込みがひどいな、と思ったときは、気づけばいつも月経前だったりする……。

たまに突発的な行動をしてしまうけれども、毎回月経の前というわけじゃない気もする……。


自分が果たしてＰＭＤＤなのか、それとも、少しＰＭＤＤ気味なのか、もしくは、ＰＭＤＤ未満の状態なのかよくわからないと言う人は多いものです。

また、ＰＭＤＤかなとは思っていても、実は専門家が判断するとＰＭＳだったり、Ｐ

MDDだと信じ込んでいても実はPMDDとは判断できないこともあったりします。

さらには、月経前に毎回同じようになるわけではない、という場合もあり、季節や天候などの外的環境、ストレスや睡眠などによっても症状は違ったりもします。

このように、さまざまな要因が複雑に、また複合的に絡んで症状を引き起こすPMDDは、1つの症状や1度だけの体験で「私はPMDDだ」と言い切れるものではありません。

また、**PMDDは一人ひとりの個性や環境に応じて、それぞれ違った症状を引き起こす**こともあります。

私のケース

問題の核心から遠ざかろうとする衝動的な行動

第1章でもご紹介したように、私がPMDDの時に起こしていた行動の1つが、問題の核心になっていることからできるだけ遠ざかろうとする、というものでした。

自分にとっての問題は、一緒にいると感情が乱れる両親との関係が発端になっていたので、とにかく、その問題が発生する実家から遠ざかろうとする、ということでした。大阪の実家からカナダへ行ったのも、問題から遠ざかろうとしたいわば逃避行みたいなものです。

実際には、カナダへ行く前にも、似たような行動がしばしばありました。

歯科衛生士をしていた頃、仕事から帰った私は母親と夕食後にふとしたことから口論になり、湧き上がる憎しみや怒りにどうしようもなくなった私は、夜中に家を突然飛び出しました。

そして１人で車を何時間も一心不乱に走らせ、明け方に疲れ果てて家に戻ったあげく、そのまま朝になって仕事に出勤する、というようなことがありました。

その時は、たまたま速度制限のない山道をドライブしていたのですが、急カーブさえもアクセル全開で運転しながら、「もうこのまま崖から落ちてしまってもいい！」と自暴自棄になって運転していたのです。

また、別のあるときも同じようなパターンでした。

やはり同じように母親と口論になると、私は家を飛び出しました。

その時は名古屋にいる幼馴染の友人の所に行こうと思って連絡したのですが、彼女が出張で石川県にいることがわかると、すでに夜であるにもかかわらず1人で電車に飛び乗り、大阪から石川県の彼女の所に会いに行きました。

今のようにスマホなどで移動する交通手段がすぐに調べられる時代ではなかったのですが、そのときは、ただ無我夢中で彼女の元へと向かったのを憶えています。

今でも、どうやって電車を乗り継いだのかまったく記憶がなく、覚えているのは石川県のビジネスホテルに着いた記憶だけ。

とにかくその時の私は、我を忘れるほど家から離れようとしていたのだと思います。

もちろん友人も、突然私が自分の出張先まで本当に訪ねて来たことに驚くばかりでした。

到着しても私の気持ちは収まらず、それでも一応、泊まっていたビジネスホテルの部屋から実家の母親に泣きながら電話を入れるのでした。

ただこの時も、電話をすることで母親を安心させるというよりも、母親を心配させたい、という気持ちの方が強かったと思います。

今、考えてみれば、これも母親の愛情を求めていた私なりの表現だったのかもしれません。

でも、電話をすると怒りしか湧いてこず、また親を責める言葉しか口を突いて出てこなかったのです。

ちなみに、この時は申し合わせたように、その翌日に月経がやってきました。

前日とは打って変わって、混乱した思考も平静に戻り、怒りの気持ちもすっかり落ち着きましたが、自分のやってしまったこと、言ってしまったことに罪悪感と苦い気持ちだけは残りました。

この時は、せっかく石川県まで来たのだからと兼六園などを観光して、お土産なども買って実家に戻ったのを憶えています。

それほど、**月経がはじまることで平常心を取り戻し、いつもの自分に戻れる**のでした。

こんなふうに、月経前にはささいなことがきっかけで、普通では考えられないくらい別人になってしまう、というのが私のＰＭＤＤの症状だったのです。


ＰＭＤＤの症状の中には、私のように原因のある場所から遠ざかろうとする傾向もひとつのパターンですが、月経前になると、さまざまな形で「自分の中の何かが壊れる」「別人になってしまう」、また普通なら絶対しない行動に出るという人は多いものです。

あなたのＰＭＤＤのレベルをチェック！

「では、私はＰＭＤＤなの？」

「自分がＰＭＳなのか、それともＰＭＤＤなのかを知りたい！」

そんな疑問を持つ人は、まずはご自身のＰＭＤＤ度をチェックしてみましょう。お問い合わせをいただく方の中にも、自分がＰＭＤＤであるかどうかがわからない人も少なくありません。

そこで、次からのブロックごとの質問に、それぞれが自分の状態に当てはまるかどうかを順番にチェックをしてみてください。

ここでは、どのブロックに、どれだけ自分のチェックポイントがあるかで、あなたのＰＭＤＤ度を知ることができます。

チェックの後に解説がありますので参考にしてみてください。

PMDDかどうかを知るためのチェックリスト

ブロック①

1 □月経前になると、集中力が切れやすい

2 □月経前になると、ネガティブな気持ちになりやすい

3 □月経前になると、落ち込みやすくなる

4 □月経前になると、無性に食欲が出る

5 □月経前になると、疲れやすくなる

6 □月経前になると、眠くなりがちになる

ブロック②

7 □月経前になると、人の些細《ささい》な言動に過剰に反応してイライラする

8 □月経前になると、寂しくなったり、ふとしたことで泣いたりする

9 □月経前になると、自分のことが嫌いになる

10 □月経前になると、感情のコントロールが難しくなり、人間関係に影響を及ぼすことがある

11 □月経前になると、仕事を休むことがある

12 □月経前になると、家族や人に会いたくなくなる

13 □月経前になると、未来に絶望し将来が不安でしょうがなくなる

ブロック③

14 □月経前になると、死にたい、消えてしまいたいと思う

15 □月経前になると、爆発的に怒ったり、人に暴言を吐いたり、時には暴力を振るうこともある

16 □月経前になると、家族関係（親・兄弟姉妹・配偶者・子ども）が破綻しそうなことがある

17 □月経前になると、自傷行為（リストカット・頭を壁にぶつける・首を絞める・薬を大量に飲むなど）をすることがある

18 □月経前になると、破壊行為（ものに当たる・壊す・投げる・壁を蹴るなど）をすることがある

3つのレベルで測るあなたのPMDD度とその対策

さて、あなたは、どのブロックにチェックがあった、または、チェックが多かったでしょうか？

ブロック①のみにチェックがあった場合

★
要観察レベル

今のあなたは**PMSによく見られる症状**です。**生活習慣や食生活を見直すことで、今のあなたの症状は十分に改善できる**可能性があります。

日々の過ごし方において、できるだけストレスを避けてリラックスをするように心がけてください。

ブロック①に加えて、ブロック②にもチェックがある場合

★★
要注意レベル

今のあなたは、**PMSとPMDDの境界線**です。

これ以上、**心や体の負担が大きくなると症状は悪化してしまう可能性**があります。

今すぐ生活習慣の見直しをはじめましょう。

まずは、第6章にあるように身体を整えることからはじめて、今の症状をより軽減させるところからスタートしてみてください。

もちろん、心の問題にも向き合うようにして、できる限りストレスのない生活を心がけましょう。

ブロック①、②に加えて、ブロック③にもチェックがある場合

★★★
要治療レベル

あなたは、**ＰＭＤＤの可能性**があります。**食生活や睡眠など生活習慣に乱れが出て、体の機能が低下している可能性**があります。また長年心に積もったままのトラウマやストレスが知らない間にあなたを苦しめ続けている可能性があり、**自分で思っているよりも重篤な状態**です。

このままでは心も体も壊れてしまいます。今すぐ**専門家のアドバイスを受けて**治しましょう！

自分の意志でＰＭＤＤから自由になれる！

結果はいかがでしたか？

チェックリストで、ご自身の現在のＰＭＤＤレベルがチェックできたかと思います。

「よかった！　私はＰＭＤＤじゃなかった！」

「どうしよう！　私はＰＭＤＤかもしれない！」

この本を手に取ってくださっている方は、ご自身がＰＭＤＤではないかと不安を持たれていたはずです。

そこで、チェックリストの結果を受けて、ＰＭＤＤではなかったとほっとしたり、逆に、ＰＭＤＤかもしれないと焦った方もいるかもしれません。

でも、**どんなタイプであったとしても心配はいりません。**

大切なのは、**ＰＭＤＤのことを恐れたり、不安になったり、ＰＭＤＤに嫌悪感を持たないこと**です。

また、**ＰＭＤＤである自分自身のことも嫌わないこと**です。

ＰＭＤＤは、あなたに「自分のことをもっと大切にして」「どんな自分も受け入れて」というサインでもあるからです。

ＰＭＤＤは、今までの生き方を振り返り、「今というこの瞬間」をもう一度見つめなおし、そしてこれからどんな生き方をしていくか、ということを自分に問いかけてくれる貴重な経験でもあるのです。

ＰＭＤＤは、それがどんなレベルであっても軽減、もしくは解消できるものなのです。

まず、「要観察レベル」や「要注意レベル」になったＰＭＤＤ未満の方は、次章からご紹介する対策やワークなどで、ご自身で心と体にきちんと向き合い、心身のバランスを整えていけば、今の症状を確実に軽減させることは可能です。


もちろん、すでに緊急アラートの「要治療レベル」の人でも、専門家の治療を受ける前に、本書でご紹介する対策をできるところからすぐにはじめてみてください。

そうすれば、あなたに毎月のように起きる症状は少しずつ変化してくるはずです。


ひとつだけ、あなたに覚えておいていただきたいことがあります。

それは、**あなたにはＰＭＤＤを乗り越える力が自分の中にすでに備わっている**ということです。

あなたは、あなたの力でＰＭＤＤから自由になれるのです。

そのために大切なのは、まずは、あなたがご自身の状況を把握して受け入れることです。

さあ、それでは、今からあなたのＰＭＤＤに向き合っていきましょう。

第4章

PMDDから解放されるために

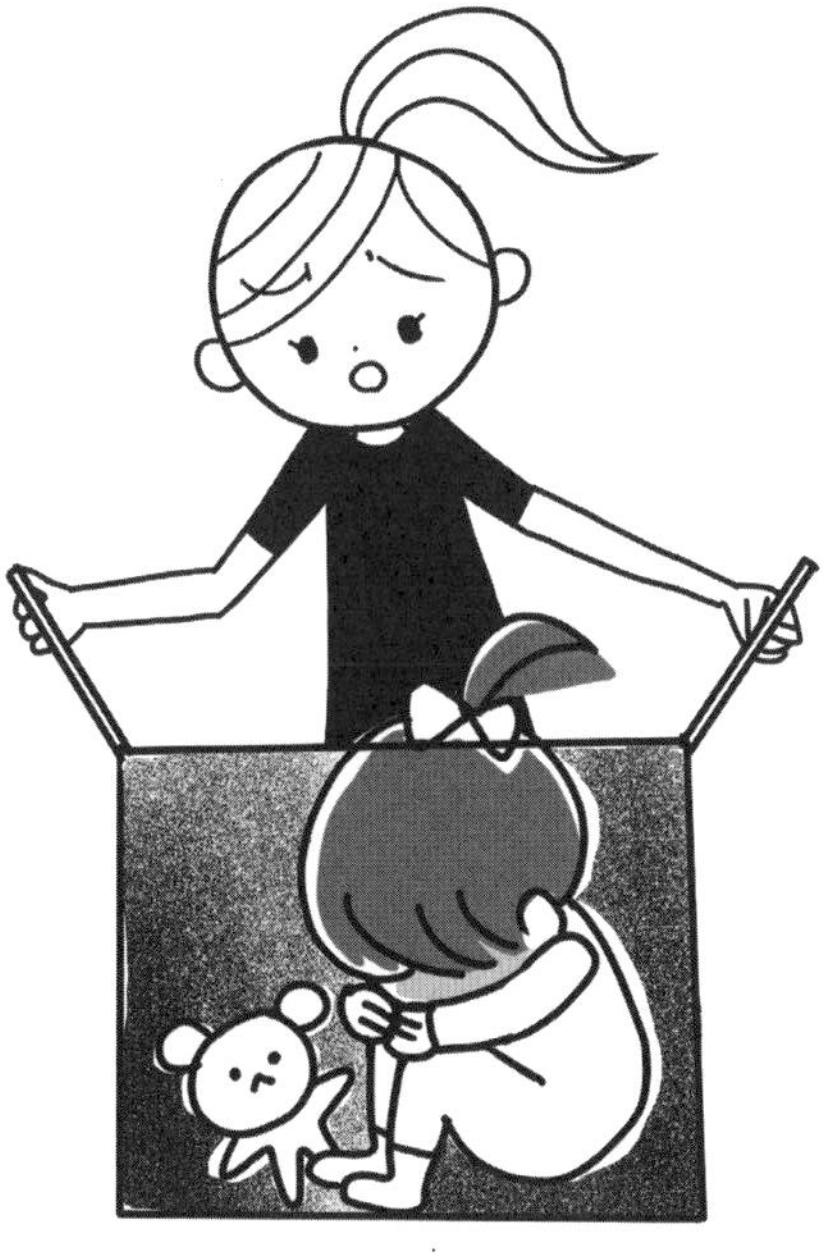

これからの章では、私がクライアントさんに向き合う際に行う一連のカウンセリングの流れを通して、ＰＭＤＤから解放されるための方法や対策をご紹介していきます。

それぞれ、どの方法や対策もシンプルなものばかりですが、それらは思った以上に効果的だったりします。人によっては、次の月経からまったくＰＭＤＤの症状が出なくなるというケースもあるほどです。

それでは、まずはそれらを行う前に、どうしてあなたがＰＭＤＤになってしまったのか、その原因から明らかにしていきましょう。

PMDDを引き起こす要因とは

ＰＭＤＤを引き起こす理由として、**Ⓐ心理面、Ⓑ脳機能、Ⓒ体質という大きな3つの**要因があることをご紹介しましたが、それぞれにはさらに詳しい原因が隠れています。

まず、すでにお伝えしたように、私は**Ⓐの心理面＝過去のトラウマや過度のストレスなど心の問題がPMDDを引き起こす一番大きな原因になっている**と考えています。

ＰＭＤＤにおいて、激しい怒りや不安などが起きるきっかけとなるのがこの心理面である場合が多いのです。

また、**Ⓑの脳機能に原因があるものとしては、脳細胞の機能低下や内分泌異常が見ら**

れるケース、セロトニン合成量が少ないケース、運動機能低下や血流障害があるケースが考えられます。

脳の働きは、生活習慣の影響を多大に受けるといわれています。

特に、栄養素が足りない場合は脳細胞は正常に機能せず、ホルモン分泌も正常になされません。

また、セロトニンというホルモンは脳内でも合成、分泌され、感情バランスに大きく関わる働きをしますが、この合成量が減ることでうつ病を発症します。

運動機能低下や血流障害に関しては、基本的に全身運動を行うと脳内の血流や脳内体温は上がりますが、この運動が十分でないことで脳内環境は著しく低下することもわかっています。

次に、**Ⓒの体質に原因がある場合は、自律神経活動に変異があったり、エストロゲン**

受容体αに変異があったり、正常ホルモン値への異常がある場合などです。

ＰＭＤＤを発症しやすい女性は、自律神経の活動に対する過敏な反応が見られることもわかっています。

また、環境の変化に体がついていくのに時間がかかったり、さまざまな外部の刺激に敏感に反応するなど、デリケートな体質を持っているケースも多いと言えます。

脳内にはさまざまなホルモンを分泌、受容する器官がありますが、その部分に先天的な変異（形の変形）がある場合はホルモンの活動に異常が現れます。

海外の研究文献において、ＰＭＤＤの患者にだけそのような変異や異常があると報告されています。

もちろん、ストレスフルな現代社会に生きる私たちにとって、これらの３つの要素のどれか１つが原因であるとは言い切れません。

大抵の場合は、心の問題に加えて、脳機能や体質の問題なども深く関わっているのです。

生まれつきの**先天的な体質や、生活習慣がそうさせたものなどが関連し合いながら、複合的にPMDDを引き起こしている**ものと考えられます。

そういう意味において、**今の生活習慣を見直したり、脳の機能を改善させることで、PMDDの症状を軽減させることは可能**なのです。

病院でPMDDだと診断された場合は、ほとんどのケースにおいて精神薬を処方されることになりますが、薬の使用は一時的な対症療法でしかありません。

問題の根本原因にアプローチして、心と身体を本来の健康な状態に戻せたときに、自分の中からPMDDが消えていることに気づくでしょう。

PMDDの原因
A
心理面
に原因がある
トラウマを抱えている
ストレスが大きい
B
脳機能
に原因がある
脳細胞の機能低下や内分泌異常がある
脳内のセロトニン合成量が少ない
運動機能低下や血流障害がある
C
体質
に原因がある
自律神経活動に変異がある
エストロゲン受容体αに変異がある
正常ホルモン値への異常反応がある
対策
ストレス・マネジメント
●過去との対峙
●対人関係の改善
●認知行動療法を行う
対策
体組織を再構築する
●栄養素の摂取
●直接糖の制限
●運動機能の向上
対策
自律神経を安定させる
●睡眠
●呼吸
●生活習慣を整える
●日光を浴びる

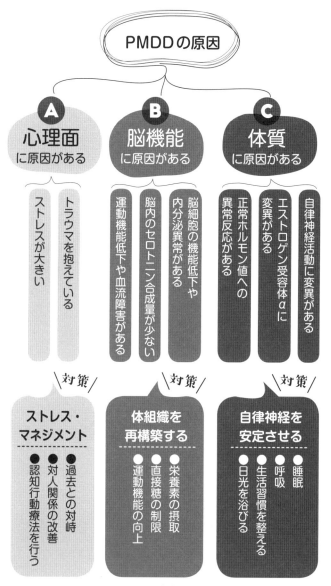

パーソナルデータを収集

私がクライアントさんに対面でコンサルティングを行う際は、まずはヒアリングを行いながら〝その人〟についての現在までのデータを収集するところからはじめます。

たとえば、結婚しているのか、していないのか、また、両親や家族と同居しているのか、していないのか、など。

仕事をしているのか、していないのか。もし、しているのなら、どのような仕事をしているのか。どんなキャリアアップを積んできたのか、など。

もし既婚者なら夫との関係、恋人やパートナーとの関係、子どもがいるのなら、子どもとの関係、その他の人間関係などが、今のクライアントさんのライフスタイルにどのように影響しているか、などもお聞きします。

また、仕事をしているのなら、毎日の平均的な勤務時間なども確認します。

これは、ストレスの程度を知ることに加えて、きちんと食事がとれる生活をしているか、睡眠時間は十分か、体を動かす時間があるか、といった健康面をチェックするためです。

月経前の症状は？　そして、そのときの感情は？

カウンセリング時には、パーソナルデータをお聞きした後は、月経前にどのような症状が起きるかをヒアリングしていきます。

ここで、クライアントさんを苦しめているＰＭＤＤというものの実態に触れていくことになります。

この本を読んでいただいている人は、すでにご自身がＰＭＤＤではないかと思っていらっしゃる方も多いのではないかと思います。

そんな方々には、すでに第3章のチェックリストにあるブロック②の症状が、そしてＰＭＤＤの人にはブロック③にある症状が起きているかもしれません。

ちなみに、すでに私のケースも含めて何度かお話ししたように、ＰＭＤＤの症状はリストアップしたものだけではなく、人それぞれ千差万別です。

月経前に起こす行動は、〝その人だけ〟の特徴や症状もあったりするのです。

たとえば、あるクライアントさんは、月経前になると気づけば用もないのに電車を乗り継いでいて、見知らぬ駅のホームで卒倒して保護されたりした人もいました。

他にも、月経前に気持ちが落ち込むと、自分の髪を無意識のうちに1本1本抜いては捨てる人もいました。

また、むしゃくしゃして自分の髪をはさみで切り刻んでしまった人もいます。

これも、実は小さなレベルでの自傷行為とも言えます。

こんなふうに、各々の症状や行動にはさまざまなものがあります。

そして、**ここでのポイントは、その症状が起きているときに、どのような感情が湧き上がってくるのか、ということ**です。

□その感情は、いつどのように発生する？

□ その感情は、過去にも抱いたことがある感情？

それらを掘り下げてみると、過去に自分に大きくインパクトを与えた出来事があったことを思い出すかもしれません。

その際に、もし「こんな自分は嫌い！」「自分は劣っている！」「いつも自分ばかり嫌な思いをする！」などという感情を感じる場合は、その自己否定感、自己肯定感の低さが、いつ頃どこからやってきているのかも探ってみてほしいのです。

この、自己否定感や自己肯定感の低さは、振り返って掘り下げるにはつらい思いをするかもしれません。

そのときには、嫌な思い出、悲しい記憶、つらい経験が呼び覚まされるかもしれません。

でも、恐れないでほしいのです。恐れることなく、ありのままに呼び起こされる感情を素直に感じてほしいのです。

きっとそこに、すべての答えが潜んでいるはずなのです。

パーソナルヒストリーを振り返る

ほとんどの場合、その方のデータを収集していると、クライアントさんのパーソナルヒストリーに自然な流れで入っていきます。

ここで、あなたにもご自身の人生の歴史を振り返ってみてほしいのです。

あなたはこれまでどんな人生を送ってきたのでしょうか？

この本を読んでいただいているあなたには、子どもの頃からの人生の節々で起きた印象的な出来事、忘れられない出来事、常に頭をよぎってくる出来事などがあれば紙に書き出してみていただきたいのです。

多くのケースの場合、**幼い頃の家庭環境や家族との関係がきっかけになり、それが知らず知らずのうちに心の傷やトラウマになっていて、大人になってもそれが癒されていないことがＰＭＤＤの原因**になっています。

たとえば、両親が離婚を経験していることで、片親の下で苦労を経験しながら、幼い頃から自立して懸命に育ってきた人。

両親は離婚しないまでも、両親が不仲でけんかが絶えない家庭で育ってきた人。

幼い頃に親からのＤＶを受けたり、学校でいじめられた経験のある人。

両親に溺愛されて育ったけれど、親からの期待が重く苦しかった人。

家族関係や経済的問題などさまざまな理由で責任を感じて頑張ってきた人や、父親との関係などで抑圧された母を見てきた人。

親の望む人生のレールに乗ってきた人や、兄弟姉妹の中で比較されて育ってきた人など。


一人ひとりがさまざまなドラマを人生の中で背負って生きているのです。

対面では〝その人となり〟が全身から透けて見えてくる

私は、クライアントさんの人生の道のりを伺いながら、過去から現在に至るまでのお話をヒアリングしていきます。

実際には、このパーソナルヒストリーのお話を一対一の対面で伺っている時点で、その人のバックグラウンドが明瞭に見えてきます。

また対面の場合は、たとえ初対面でも、その人が全身から醸し出す雰囲気からその人となりをつかむことができるのです。

たとえば、話し方や視線からは本心を話せているのか、もしくは、自分を殻の中に閉じ込めているのか、また、体格や顔色などの外見からもたくさんのヒントを得ることができるのです。

場合によっては、このヒアリング中にクライアントさんの体に自傷の跡を見つけることもあります。

こんなふうにして、クライアントさんと直接お会いすることによって、その方の多くのことが透けて見えてくるので、その方への対応の仕方もそれぞれ変化させることができるのです。

そして、クライアントさんが全身で放つサインを私もここで受け止めながら、その方と一緒にＰＭＤＤを解決していく手がかりを探していきます。

多くの場合、クライアントさんはパーソナルヒストリーを語っている時点で泣いてしまう人がほとんどです。

それは、自分で過去を振り返っている間に、幼い頃に受けた小さくても深い傷に触れた瞬間です。

どんな大人の女性も、泣きながら話していると、その時は「小さな女の子」に戻っています。

「こんな大人になってもまだ傷つくなんて大人げない」とか、「いまだに感情的になるなんて恥ずかしい」という思いで蓋をされてきた傷は、癒えることのないまま自分の深い部分で疼《うず》いています。

カウンセリングでは、**この「小さな女の子」の傷が明るみになり、その傷に触れてもう一度痛みを確認して、「自分は傷ついていたんだ」とその時の思いを受容する**のです。**「泣くことは浄化になる」といわれますが、実際にこの時点で涙を流すことで、心がかなり晴れやかになる**人もいます。

カウンセリングにおいて、私はただクライアントさんがＰＭＤＤと対峙していく際のナビゲーターとしての役割を果たしているだけです。

ＰＭＤＤの原因を見つけるのはクライアントさん本人であり、また、ＰＭＤＤを治していくのも本人なのです。

そうでないと、ＰＭＤＤは一度去ったかと思っても、また元に戻って来たりするのです。

自分の感情と向き合うワークシート

それでは、次からの質問に答えながら、月経の前に起きる症状とその時に感じる気持ちや思いをワークシートに書き込んでみましょう。

また、それがいつどこでどのようにはじまったか、過去を振り返りながらわかる範囲で書いてみましょう。

自分の感情と向き合うワークシート

①月経前になると、どのような症状が現れますか？

②その時に、どのような感情がどんなふうに湧いてきますか？

③その感情は、月経前になるといつも湧き出る感情ですか？
それとも、毎回違いますか？

④その感情をたどっていくと、過去にも感じたことがある感情ですか？

⑤記憶をさかのぼってみてください。
過去のどんな状況や経験があなたにその感情を呼び起こしますか？
誰に対してどのような感情が生まれてきますか？

第５章

PMDDから自由になるカウンセリング

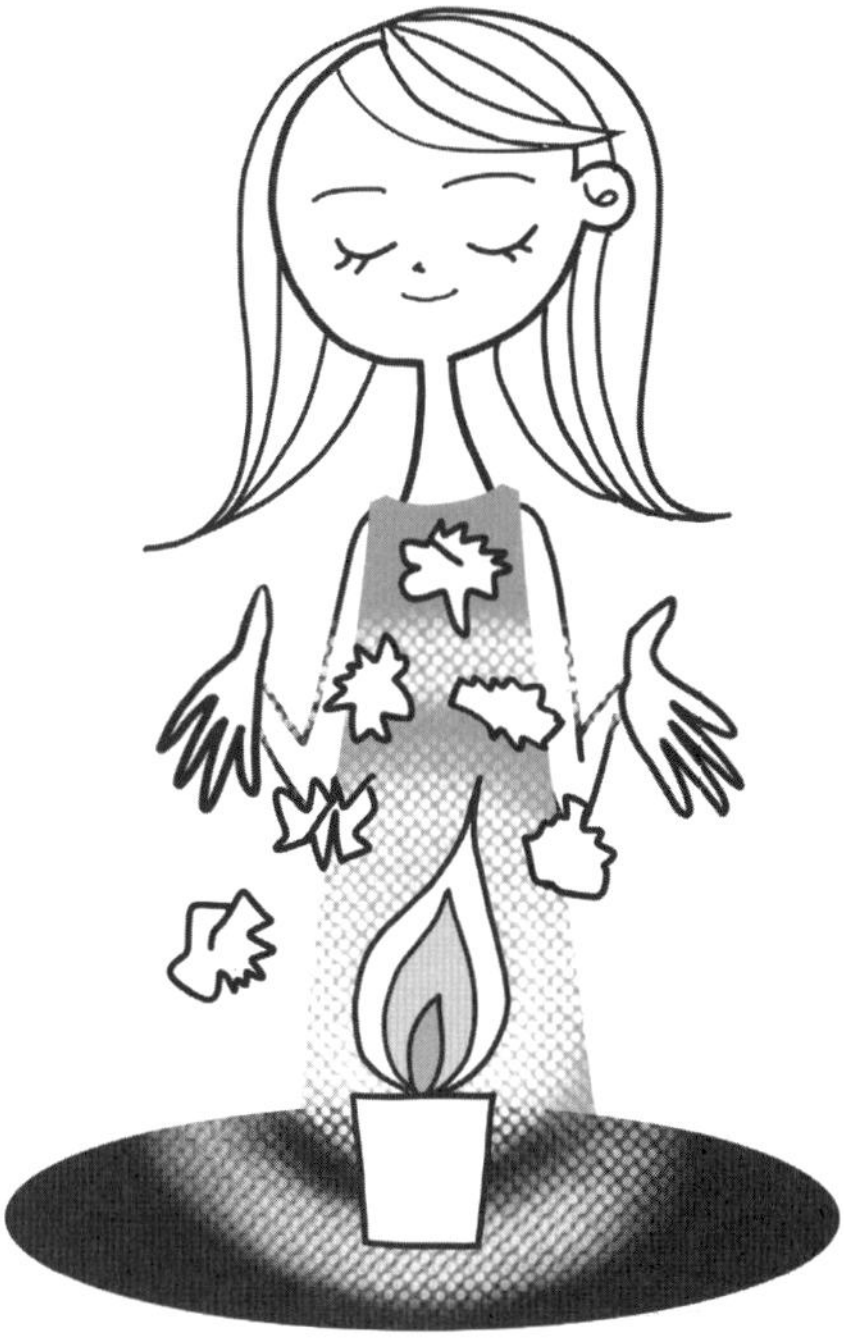

心の傷・トラウマを突き止める

過去が次々にフラッシュバックされてくる中で、あなたが必ずはっと立ち止まる瞬間があるはずです。

それは、あなたにとって「これかもしれない」という出来事です。

そして、その出来事は、あなたの中でいつの間にか深い傷となり、その傷に伴う悲しみや寂しさの感情は、長い年月をかけていつの間にか心の奥深くに澱《おり》のように積もってしまっていたのです。

たとえばそれは、幼い頃に母親に何気なく言われた一言かもしれません。

もしくは、学校の友人からの無邪気な一言に傷ついたことかもしれません。

でも、そんな些細な日常のワンシーンが、大人になっても癒えていない心の傷やトラウマになっていたりするものです。

また、PMDDの状態の時に怒りやフラストレーションが湧き上がってくる場合は、寂しさや孤独感、悲しみなどが募ってそれが自分や他人への怒りの感情になっていることが多々あります。

あなたに寂しさや孤独感を与えたのはどんな出来事や経験だったのでしょうか？
その時に、「私はさみしい」ということに気づいてもらえず、理解してもらえなかったことが今、あなたに怒りやフラストレーションをもたらしているかもしれません。

月経前に噴出する自分の気持ちは、過去（幼少期）に満たされなかった自分の気持ち

だったりします。

つまり、**ＰＭＤＤの原因になっている心の傷は、両親、または父親、母親との関係性にあることも多い**のです。

そこで、ここからはあなたと両親（もしくはどちらかの親）との関係にフォーカスを当てて、心の傷になる原因になった親子の関係性を見ていきたいと思います。

多く見られる親との関係性における問題

幼い頃は、すべてのことが親の保護下・管轄下にあります。

食べること、眠ること、遊ぶこと、学ぶこと、どこかへ行くことから何かをすることまで、すべての行為が両親や祖父母などを含む自分の周囲の大人の保護の下に行われていて、彼らのサポートなしには何も成し遂げられません。


つまり、まだまだ自我が目覚める前の幼少期におけるあなたをつくりあげてきたのは、あなたの周囲にいた両親をはじめとする大人たちだと言っても過言ではありません。

そして、そんな大人たちの影響下であなたの思考や考え方も育ってきたのです。


では、果たして、あなたの両親（や周囲にいた大人たち）は、あなたにどんな期待を持っていたのでしょう？

そのときの両親（や周囲の大人たち）の気持ちを想像してみてください。

また、彼らがどんな態度や気持ちであなたと接していたのかを思い出してみてください。

そして、そんな彼ら自身は、どんな生き方をしていた人たちだったのでしょうか？

今、思い出される彼らの姿に、父親としてもっと偉大であってほしかった、話を聞いてほしかった、母親としてもっと寄り添ってほしかった、理解してほしかったという気持ちが湧いてくるかもしれません。

また、そんな彼らに自分はもっと愛されたかったし、愛されているという実感もほしかったのかもしれません。

私たちが見てきた「親」というのは、私たちが求め理想とするそれとは大きくかけ離れた存在だったかもしれません。

ただ、1つだけ、はっきりしていることがあります。

それは、**今、大人になったあなたが完璧ではないように、小さなあなたと接していた**

大人たちもまた、完璧ではなかったということです。

あなたの両親はきっと、世間一般で理想的だといわれるような父親、母親になろうと必死だったのかもしれないし、自分なりの愛情表現をしてきたつもりかもしれません。

それでも、私たちが理想の自分になれない不満があるように、きっと彼らも理想的な父親・母親になりたくてもなれない不満を抱え、自分たちの人生にも問題を抱えていたはずです。

両親の間にも、それぞれ男と女としての夫婦の関係性があり、また、親であるという役割があり、その中で彼らなりに悩みながら必死に生きていたのです。

お互いの愛情がすれ違っていた私と母親の関係

このように、親と子の関係性において、子どもであるあなたも、「完璧ではない親」からさまざまな影響を受けてきたはずです。

たとえば、私の母親の例を挙げると、母は自分の夫である父の不満を常に娘の私にぶつけていました。

本人には、いつもの口癖になっていた愚痴が、**毎日のように私の耳に繰り返し入ってくると、私もまるで母に同意するかのように、次第に父への嫌悪感が募りはじめた**のです。

そして、そのうち気づけば、私にとって父はいつしか憎むべき対象となっていたのです。

さらには、そんな父に苦しめられている母を守って助けなければ、母の味方にならなければと必死でした。

その一方で、矛盾するかのように、母の愚痴を聞かされるたびにイライラするようになっていきました。

ちなみに、私の両親の世代は、「団塊の世代（1947〜49年）」前後の世代であり、ひとりの個人としての生き方よりも、社会や集団意識に自分を合わせて生きてきた世代として知られています。

中でも女性は、まだまだ男尊女卑の考え方を常識とする社会の中で耐え忍んできた人々です。

私たちの母親の世代の女性たちも、そのような考え方の両親にそのように育てられてきたのです。

「自分は女だから」ということで我慢することも多く、満たされない思いを常に自分の内側に閉じ込めてきたのが母親の世代なのです。

今でこそ、その世代に比べると望みどおりのキャリアアップが可能な時代になりつつあるのかもしれませんが、その頃は仕事においてもまだまだ男性のサポートやアシスタント的なポジションがせいぜいでした。

言ってみれば、女性であることのハンディが今よりもはるかに大きかった時代でもあったのです。

妻は夫を立てて尽くすべきであり、母親は家事育児をするのが当たり前。

また、女性は自由に生きられない、などという当時の時代の価値観の中で生きてきた母の下で私は育ち、そんな母を見ているとどうしようもない苛立《いらだ》ちを感じることも多かったのです。

「どうして、お父さんを頼ろうとしないの？　なぜ、自分一人で抱え込むの？」
「そんなに愚痴を言うぐらいなら、いっそ離婚すればいいのに！」
けんかをしながら、こんな言葉をよく母にぶつけたものです。

父と母の関係性で母とけんかになるときはいつも、フラストレーションがピークになる私でした。そして、このことが月経前にはＰＭＤＤの症状である感情の爆発の引き金になっていたのです。

ときに、親たちが愛情と思って与えているものは、子どもにとっては苦しく、つらく、重いものです。

今、カウンセリングをしていてわかるのは、**そんな親が与えたいものと子の求めるもののすれ違いが、いつしか心の傷やトラウマの原因になっている人が多い**ということです。

心の傷を癒すための「気づき」と「受容」

もし、あなたの心の傷やトラウマが母親（もしくは父親、または両親）との関係に起因していることに気づいたならば、まずは、次のように考えてみてください。

【気づき】　親も各々のキャパシティーの中で、自分のことを愛していたと気づくこと。

ただし、その愛情が幼い頃の自分には自分の求める形では受け取れなかっ

たこと。自分も本当は親にもっと愛されたかった、理解してほしかったということに気づくこと。

【受容】　親を憎む自分、嫌いな自分を受け入れる。愛を求めていた幼かった自分をゆるし受け入れ、本当は今でも愛されたい自分がいることを受け入れる。

親に対する感情的なしこりがある場合などは、親をゆるせたらどんなに楽だろうと考えたことはないでしょうか。

でも、ゆるそうと思えば思うほど負の感情は高まっていくものです。

けれども、〝**ゆるし**〟**とは、その負の感情から自分が解放されること**です。

まずは、自分がその負の感情から解放されることが重要です。

そのためには、親を憎んでしまう自分や大人になった今でも親に愛情を求める自分をゆるし、受け入れるのです。

また、そんな自分を嫌悪せず、「ああ、今でも私は親を好きじゃないんだな」「親のこういう部分が嫌いだな」「私はずっと愛されたかったんだな」と、あふれてくる感情を「良い・悪い」のジャッジでなくありのままに受け入れることです。

親をゆるすよりも、自分が自分をゆるすことの方が大切なのです。

また、子どもの頃、自分の目には不幸に見えた母親のために、大人になっても母親を差し置いて自分が幸せになってはいけない、という自分への制限が無意識的に働いている人もいたりします。

「いつまでたっても幸せになれない！」と思っている人は、そんな思いが自分の心のど

こかに潜んでいないかどうかも見つめてみてください。

また、**親に憎しみの気持ちがある場合、あえてどこかで自分自身が幸せを選択しない、という意識が働いている**人もいます。

つまり、「自分が幸せになると親を安心させてしまう」「もう親に気にかけてもらえない」という親に対する無意識からの抵抗があり、その意思表示として自分をあえて不幸(あくまでその人の基準における〝不幸〟ですが)な状況に置いてしまう、という人もいます。

けれども、それさえも**「自分は愛されたかった」という親に対して愛を求める気持ちからの意識**だったりもするのです。

現在のあなたという人をつくりあげてきた両親、親との関係を今一度見直すことで、さまざまな心の傷やトラウマがあぶりだされてくるはずです。

それは、つらくて、怖くて、悲しくて、醜いものかもしれません。

けれども、**そこには、ただすれ違っていた愛の形があった**ということです。

そのことに気づいたときに、あなたの中に深く刺さっていた棘を抜いて、その傷を癒すことができるのです。

もちろん、ＰＭＤＤの原因がすべて親との関係にあるわけではありません。

他の誰かとの関係だったり、何か違う形の社会的な原因かもしれません。

それでも私たちは、無知で無垢《むく》な幼少期から比較的長い時間を親と共に過ごしているため、自分の価値観や生き方に親から大きな影響を受けているのは確かです。

ただし、**ＰＭＤＤを悪化させる原因は、むしろ親の存在や社会的要因よりも自分にあ**

るのです。

それは、親から受けた価値観や考え方、また社会の同調圧力などが自分を苦しめはじめたときに、「こんな自分はダメだ！」「自分は人より劣っている！」と自己否定してしまうことです。

自分の中のある部分を否定して生きることは、自分という存在を否定して生きることにもつながるのです。

そして、無意識のうちに自分をどこかで否定し続けていると、月経前にホルモンの波が大きく変わり、心身のバランスが不安定になったときに、押さえつけていた蓋が一気に外れ、これまで否定されてきた自分の怒りや悲しみの感情が爆発的に噴き出してしまうのです。

良い・悪いのジャッジをしない

心の問題に向き合っているとわかるのですが、私たちは知らず知らずのうちに自分の感情や行為に**「良い」「悪い」**というジャッジをつけて生きています。

つまり、自分にとっての「良い」「悪い」は、あなたが自分で決めたものではなく、あなたが成長の過程で自然に植え付けられた道徳観や倫理観にもとづく、「良い」「悪い」なのです。

私たちは、親や学校の教育やしつけの中で、また友人との付き合いの中で、そして、世間や社会の中にある常識の中で、いつの間にか自分なりにあらゆることを「良い」「悪い」の２つのどちらかで判断してきたのです。

そして私たちは、世間や親から学んだ「良い」「悪い」の基準を自分に合わせなければ、と努力してきたのです。

しかし、それが上手くいかないと「こうでなければいけないのに、できない自分！」と、がんじがらめになって苦しんだりするのです。

もしそうなら、それらの基準を一度手放してみましょう。

基準を手放すというのは、**「良い」「悪い」の境界線をなくし、「良い」「悪い」というジャッジをしない**ことなのです。

例えば私の場合ですが、母親のことは心の中では確執があったものの、決して嫌いになることができませんでした。

というのも、親を大切にするのが正しい、優しくするのが当たり前という考え方が私の中にあり、母親を嫌いになり愛せない自分がいると、そんな自分はひどい人間だ、冷たい人間だと思ってしまうのです。

でも、やっぱりこんな母は嫌だ！という感情にさいなまれて、がんじがらめになっていました。

しかし、一度自分の本音に気づき、自分がずっと「良い」「悪い」という価値観に縛られ苦しんでいたことを理解したことで、その後の生き方がとても楽になりました。

「親を好きになれない自分は悪い」というジャッジを行わない。
「怠ける自分は悪い」というジャッジを行わない。
「優しくない私はだめだ」というジャッジを行わない。

「頑張れない自分はだめだ」というジャッジを行わない。
「人を批判する私はよくない」というジャッジを行わない。

あなたがいまジャッジしていることは、すべて「あなたが自分でそれが良い、悪いと信じている」だけです。

あなたの「失敗」は誰かにとっては「成功」かもしれないし、あなたの「怠けている」は誰かの「リラックスしている」かもしれないのです。

また、あなたの「優しい」は、誰かにとっては「恩着せがましい」のかもしれません。

さらには、あなたの「親を好きになれない」は他人にとっては、「当たり前のこと」かもしれないのです。

要するに、自分の基準は他人の基準と違って当たり前であり、自分の信じている基準が正しいかどうか、などという正解・不正解もないので、他人と比べて落ち込む必要などはないのです。

その上で、**起きていることに関しては、それらをありのままの事実として捉えて、「良い・悪い」「勝ち・負け」「白か・黒か」という二元論のラベル付けから自分を解放することで、あなたは自由になれる**のです。

起きている事実にどんなラベルを貼ることもなく、ただありのままに受け止めればいいのです。

自分の中に湧き上がってくるさまざまな感情、考え方にもラベル付けする必要はありません。

ただ自分をありのままに見つめ、あなたの価値観で自分の人生を生きること、それが心の奥にあった感情のもつれをほどく第一歩でもあるのです。

陰と陽があってこそ完璧

では、どうしてジャッジをしないことが心の傷の癒しにつながるのでしょうか？

それは、陰と陽のマーク（142ページ参照）が示すように、すべてのものには陰と陽という両方の要素が必ず存在しています。**この2つのバランスが保たれていてこそ、完全なひとつのものになれる**のです。

つまり、陰の要素をすべて排除して、陽だけで100%になるということは本来ありえないことになり、またその逆もしかり、というわけなのです。

別の言葉で言えば、陰と陽のどちらが「良い」「悪い」というものではなく、この両方が存在することで完全体として成り立っている、ということです。自然界はすべてこの陰と陽のバランスで成り立っていますが、人間もまた自然界の一部であり、その人間の中にも陰と陽は必ず存在します。

要するに、**どちらかが欠けた状態で存在するということはありえない**のです。

たとえば、月経前になると「自分のここが嫌い」「人に優しくできない自分はひどい」「仕事ができない自分が悪い」などの自己嫌悪を感じる人もいるでしょう。

さらには、そんな思いの対象が自分だけではなく、誰か他の人や物事に向けられるかもしれません。

それは、自分にとって「悪いこと」であるとラベル付けしている陰の自分です。

そして、そんな「陰の自分」に嫌悪感を抱いてしまうのです。

でも、**そんな陰の部分があってこそ、あなた**なのです。

陰と陽の自分がいて、はじめてありのままの自然な姿になれるのです。

でも、その陰の部分に自分で「悪い」というラベル付けをして、その部分を消そうとしたり、抑えようとする生き方は、自分という存在の一部を否定して生きることになってしまうのです。

人は、「良い」「悪い」という線引きをした瞬間、つまり、境界線をつくった瞬間に生きるのが苦しくなってくるものです。

だから、まずは、「良い」「悪い」というジャッジをやめるように心がけてみましょう。

あなたの中に湧き上がってくるさまざまな感情をジャッジせずに、「ただ起きている」「ただそう感じている」ということをそのまま認識するだけでいいのです。

それができるようになると、陰の自分にフォーカスしていた意識さえも次第に薄れはじめて、少しずつ「良い」「悪い」の境界線がなくなっていくでしょう。
そしていつしか、月経前に「自分を消してしまいたい！」「自分を殺してしまいたい！」と思っていた自分も消えていくのです。

両方の要素があってこそ
完全体

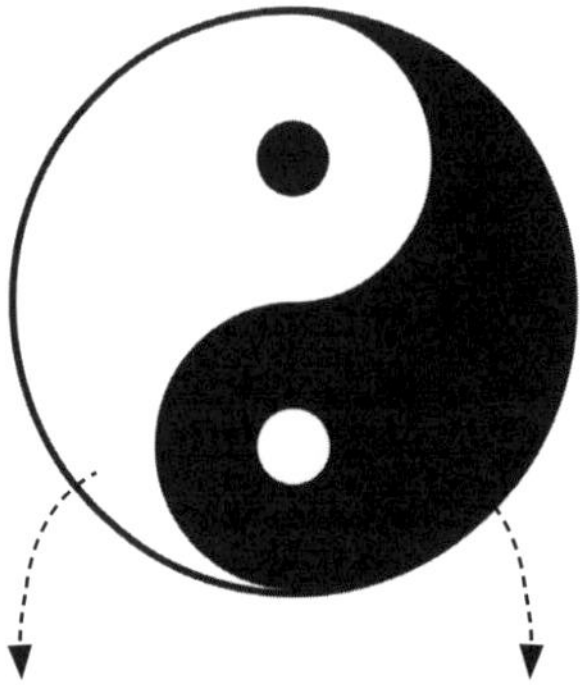

陽	陰
太陽	月
男	女
朝（昼）	夜
光	影
プラス(+)	マイナス(-)
交感神経	副交感神経
ピンガラ（男性性）	イダー（女性性）

ＰＭＤＤから自分を解決するために――心がラクになる４つのアプローチ

ＰＭＤＤの原因になっている心の傷やトラウマを探し当てたら、あとはその傷・トラウマを解消していきましょう。

そのために自分でできる実践法を幾つか挙げてみましたので、今のご自身の状態や環境において可能なもの、できそうなものからトライしてみてください。

① 大切な人に本音を伝える

月経前に感情や行動がさまざまな形で〝爆発〟してしまうのは、これまで長い間、心の中にしまい込んでいたり、心の中に抑えこんできた感情の蓄積が〝声を上げて〟主張しているからとも言えるのです。

薄い生地を重ねたミルフィーユのように、1枚ずつ上から重なってきた感情の層を一度に壊すのは大変です。

でも、もうこれ以上、上から1枚ずつ層を乗せていくことはやめられるはずです。

そのための対策として、少なくとも今からはその思いを**「実際に声に出して伝える」**のです。

あなたの思いを問題の対象である両親、夫やパートナー、子どもや兄弟姉妹や友人などにそのまま伝えるのです。

ポイントは、月経前の感情的なときでなく、**あなたが冷静になっているときにその**

ことを伝えるということです。

冷静になっているときのあなたなら、自分の思いを素直に本音で伝えられるはずなのです。

すると、話を聞いた相手からは「そんなふうに思っていたんだ」「これまで、そんな気持ちだったんだ」と理解してもらえるはずです。

そして、その相手との関係がよりいい方向に改善していく場合もあるでしょう。

でも、あなたがきちんと声を上げたことで、これまで保ってきた関係が破綻するかもしれません。

それもまた、あなたにとって必要なことなのだと受け止めてください。

どんな結果を招くことになっても、まずは、もうこれ以上あなたは自分の心の中だけで叫ぶのではなく、あなたの本音を実際に声に出して大切な人に伝えるときが来ているのです。

②PMDDであることを伝えて協力を仰ぐ

これは①にも近いのですが、同じように**周囲とのコミュニケーションを通してPMDD時のストレスを軽くしていく方法**です。

家族やパートナーにはあなたがＰＭＤＤであること、つまり、「自分が月経前に別人のようになってしまうこと」が、ＰＭＤＤという病気であることを事前に理解しておいてもらうのです。

そして、当事者であるあなたがＰＭＤＤを乗り越えようとしていること、治そうと努力していることも伝えた上で、**家族やパートナーに無理のない範囲であなたをサポートしてもらえるようにお願いする**のです。

これによって、家族やパートナーの方もあなたがなぜそうなってしまうのか、原因がはっきりとしたことで安心でき、また、自分（たち）があなたをこのような状況にしてしまったのではない、ということもわかってもらえるのです。

たまに、家族やパートナーという二者の関係においては、ＰＭＤＤ（ＰＭＳも含む）の症状には感情が深く関わるために、関係がこじれている場合は建設的な会話ができないこともあります。

その場合は、**第三者の介入により客観的視野による解決法が必要になってくる**こともあります。

また、たまにですが、ＰＭＤＤになる方の心の奥深くには「治りたくない」「治ってしまうと気にかけてもらえなくなる」という**疾病利得の意識がどこかに潜んでいる場合もあります。**

このような場合は、周囲の人間関係を巻き込んで状況が悪化する恐れもあります。

その場合は、周囲が異常性や病気の疑いを持って、治療方法を探すことになるかもしれません。

このようなケースもありますが、どちらにしても「自分がＰＭＤＤである」ということを最も身近な人間関係である家族やパートナーに伝えておくことは、**両者が建設的なコミュニケーションを行うためにも大切なこと**です。

場合によっては、①の「自分の思いを伝える」こと、②の「身近な人々に自分の状況を伝えておく」、ということができないシチュエーションもあるかもしれません。

たとえば、自分の思いを伝えるべき家族やパートナーとは、もうすでに話すらできるような関係にはない状態にあるかもしれません。

もしくは、①や②をトライしたとしても、問題が解決せずにいるのなら、そんな場合は、ＰＭＤＤを引き起こす原因になっている環境を変えることもひとつの方法です。

③ 環境を変える

たとえば、両親との問題を抱えながら実家に住んでいる場合などは、この機会に引っ越しをして一人暮らしをはじめるのもおすすめです。

さまざまな理由から成人後も両親と同居するケースもありますが、そのままの状況が続くと、いつまでも親の価値観の影響を受けてしまう場合が多く、ＰＭＤＤを悪化させてしまうことも少なくありません。

特に、親が子離れすることの方が実は難しかったりするものなので、子どものあなたから「これからは、自分の人生を生きるんだ」と決めて親離れして自立するのもひとつの生き方です。

夫婦として問題を抱えている場合は、いったん別居をしてみるのもひとつの方法です。

もしくは、もう別居をして様子を見ることなどでは問題は修復不可能で、離婚するのがお互いにとって最良の決断である場合もあります。

私は決して離婚をすすめるわけではありませんが、もし、「離婚は悪いことだ」という社会の常識や周りの意見で離婚を躊躇《ちゅうちょ》しているなら、もう一度、「自分の人生は誰のものなのか」と考えてみてください。

そして、これからどう生きていきたいかを自分に問いかけてみてください。

また、環境を変えるという意味では、他にも会社や仕事を辞める（転職する）、学校を辞める（転校する）などという形もあるはずです。

すでに日常生活に組み込まれた行動や環境を変えることは、難しいかもしれません。それでも、仕事や学校よりも大切なものがあり、その大切なものを守るための1つの選択肢として考えてもらいたいと思うのです。

環境を変えるには準備も必要で、大きなストレスやリスクも伴いますが、新しい〝あなた〟に変容していくためにも非常に効果的な方法と言えるでしょう。

④ 内観する――心の叫びを紙に書き出して燃やす

内観とは自分の内側を探っていくというものです。

これは私が行った方法として第1章でご紹介しましたが、**ＰＭＤＤを引き起こす原因の核心をあなた自身がひとつずつ自分の心に客観的に問いかけていく**方法です。

やり方としては、まずは、**湧き上がってくる自分の感情を紙に書き出し**ます。

次に、**その紙をお焚き上げのようにろうそくの炎で燃やして昇華させ、心の中に奥深く残る感情と一緒に浄化**していくのです。

この方法はとても効果がありますが、やはり自分でそのときの感情に向き合って追体験するので、つらい記憶や悲しみでストレスに感じるかもしれません。けれどもこの方法は、あなたの**傷に真正面から向き合い、自分の感情に寄り添うことになるので、とても効果的**です。

自分の心を見つめながら、「変わりたい！」という気持ちが湧いてきたら、この方法にトライするのもおすすめです。

自宅では炎で紙を燃やすということまではできない場合、心の叫びを紙に書き出して、最後はそれを破るだけでも、あなたの心はすっきりするはずです。

第6章

PMDDが軽くなる 健康的な身体づくり

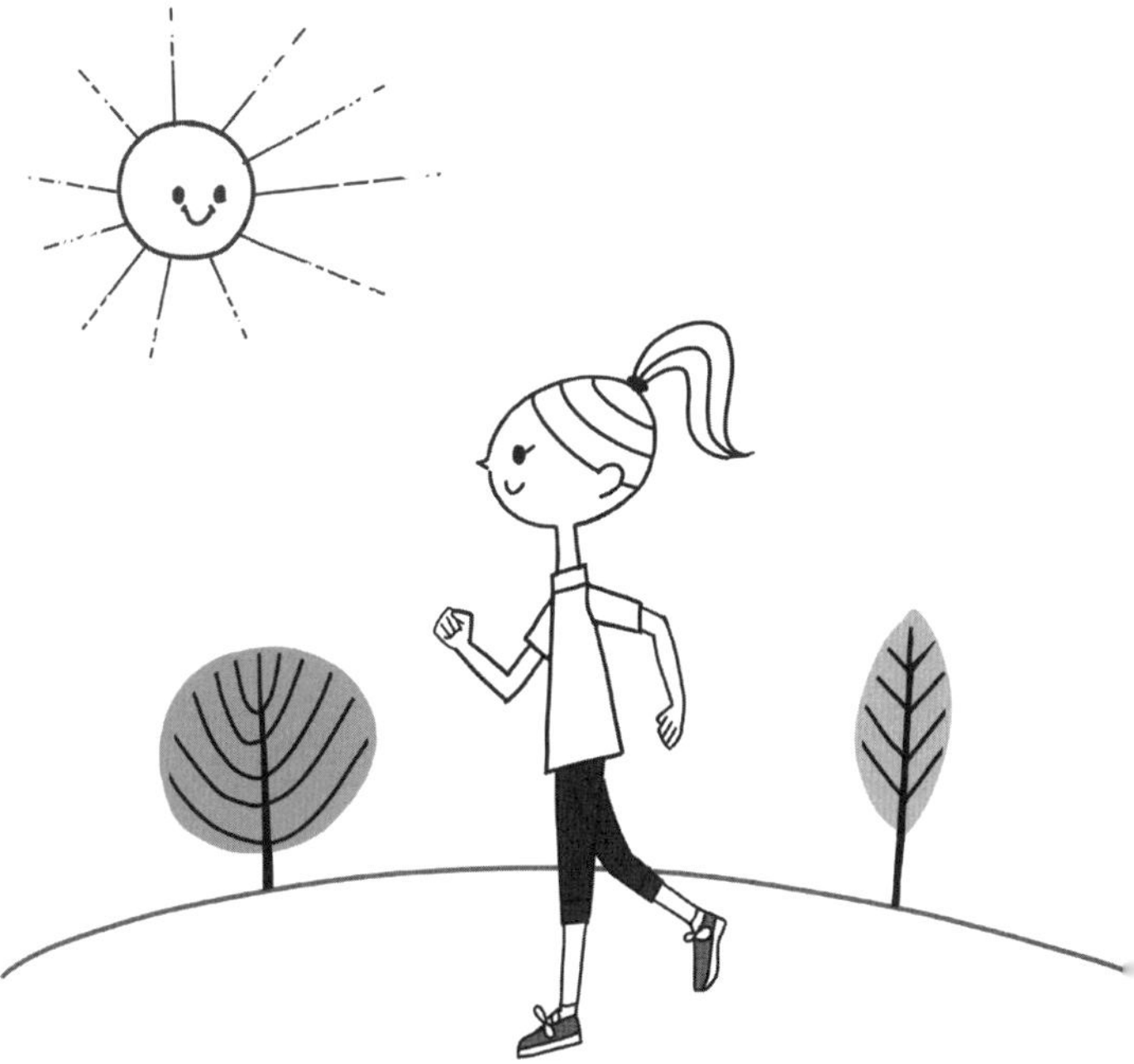

ヘルシーな身体が心を支えてくれる

もし、あなたの心の奥の見えないところに傷やトラウマが隠れているのなら、ＰＭＤＤの解消には心のカウンセリングが最も重要な役割を果たします。

けれども私は、**ＰＭＤＤから自由になるために欠かせないのが身体をきちんと整えること**だと考えています。

精神の病と認定されているＰＭＤＤですが、心の問題は瞬時に解決できるシンプルなものではありません。

なにしろ、あなたの無意識レベルの潜在意識の中に長い年月をかけて蓄積された思いが、月経前になるとＰＭＤＤとして、予想もつかない感情や行動となって浮上してくるのですから。

あなたにその感情や行動を起こさせてしまう心の問題に向き合うことは、ＰＭＤＤの根本的な解決方法です。

でも、私も自分の心の問題に向き合いながら、ＰＭＤＤを解決してきた過程には長い年月と多大なるエネルギーを費やしたのも事実なのです。

そこで、**大切になってくるのが、ヘルシーな身体づくり**です。

実は、**身体の不調を整えてより健康的な身体になりはじめると、心の方も健康的になっていく**のです。

そうすると、いざ心に不調が出たときにも身体が健康であれば心を支えてくれるので、ＰＭＤＤの解決がより早くなるのです。

心と身体はひとつ、というのは真実です。

心が病めば身体も病み、身体が病めば心も病みます。

心が「陰」であれば、身体は「陽」なのです。

私たちは、常に陰と陽のバランスを保ちながら健康を維持しているのです。

ここでご紹介するのは、誰もができるシンプルで身近な方法ばかりなので、できることから日常生活に取り入れ、ヘルシーな身体づくりを目指していきましょう。


では、どんな身体づくりをしていけばいいのでしょうか？

たとえば、運動不足になると筋肉が減って血流が少なくなり、冷えやすい身体になります。

睡眠不足が続くと、集中力が切れやすく疲れやすくなります。

食生活の乱れは、貧血や低血糖を引き起こし思考力も低下します。生活習慣の乱れから体調不良になり、そんな状態が続く中で月経前を迎えたら、PMDDはひどくなるのは誰でも想像できます。

女性の月経周期における
卵胞ホルモン（エストロゲン）と
黄体ホルモン（プロゲステロン）の分泌量

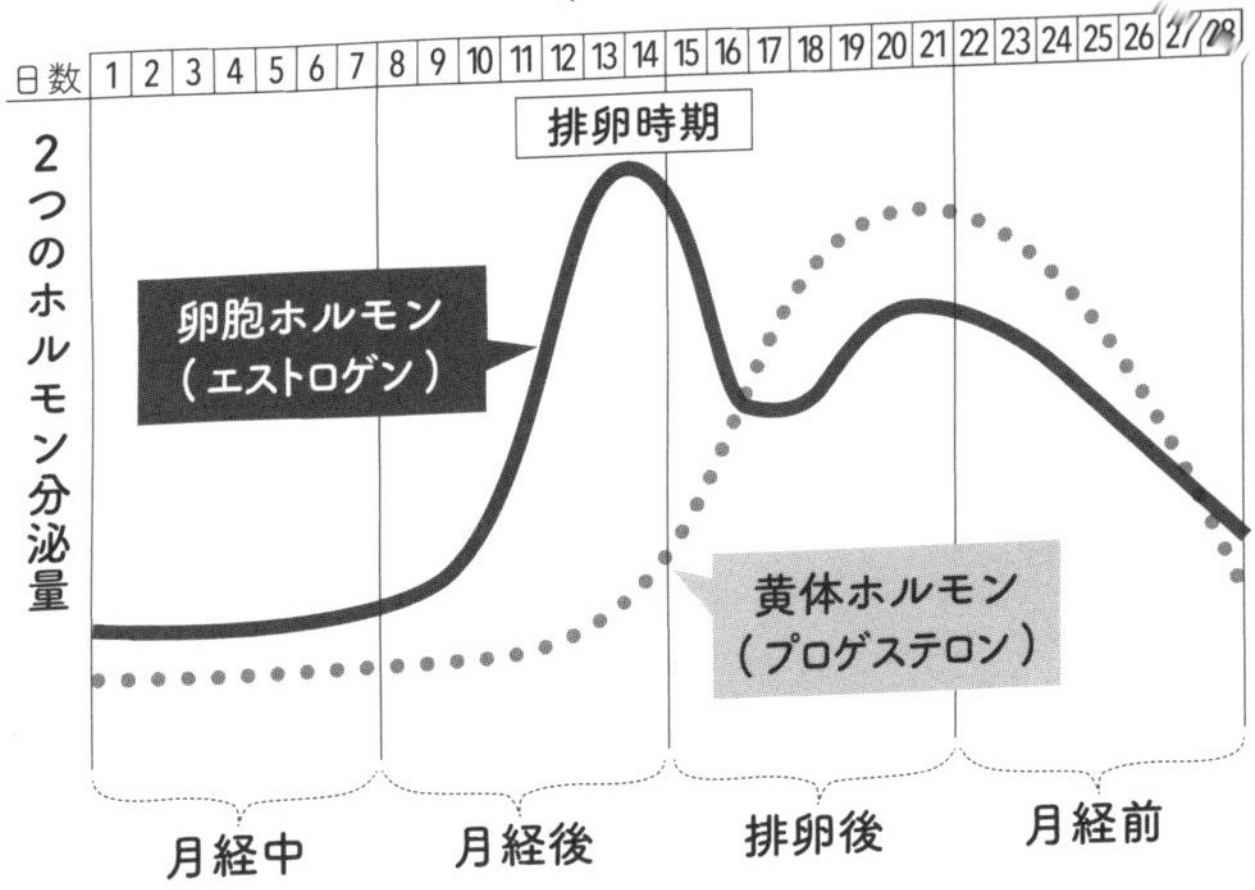

チャートで見るとわかるように、排卵時期以降は、女性ホルモンの波は大きく変化します。このホルモンの大きな波に体の機能が低下した状態ではついていくことができず、PMS や PMDD のさまざまな症状が出たり悪化したりするので、しっかりした体の機能を作り上げておくことが大切です。

私は個人的には、PMDD の改善には特に脳機能の働きを高めることが必要だと考えています。それは、私たちの感情的な衝動というのは脳から発動されている部分が大きいからです。脳機能の働きが低下していると、感情的な部分のコントロールが難しくなったり、抑制が利かなくなったりするからです。また、体のさまざまなホルモンの分泌状況も感情に大きな影響を与えることがわかっています。

たとえば、甘いものを食べて急激に血糖値が上下すると、感情のバランスにも影響が出たりします。

脳機能の働きをより正常にする▼身体の組織の再構築

脳細胞の機能低下・内分泌異常には栄養療法

脳細胞の機能低下・内分泌異常には、**栄養療法が効果的**です。

特に、脂質を摂取することで脳細胞の機能を活発にしていきます。脳細胞の60％以上は脂質でできているといわれており、脂質をつくる「油」の質の種類でその機能は変わってくるのです。

特に、**脂質の中でも「オメガ3」と呼ばれる魚に多く含まれるＤＨＡ・ＥＰＡや亜麻仁油・えごま油を積極的に摂る**ことをおすすめします。

オイルの中でもオメガ3は、**細胞膜を軟化させて炎症を抑える=脳機能を高める働きをしてくれるので毎日摂りたい良質の油の1つですが、現代人の食生活では摂取が難しいためサプリメントで摂取する**ことをおすすめしています。

オメガ3系の脂質の特徴は高温に弱く調理に使用することが難しいので、サプリメント以外の食事においてはサラダなどのドレッシングなど加熱せずに使用するオイルとして摂取すると良いでしょう。

また、**GABAは抗ストレス作用**があり、脳の興奮を抑え精神安定につながる天然アミノ酸の1つです。食材ではトマトやアスパラガス、じゃがいも、かぼちゃ、なす、玄米、ソバなどに含まれています。

このように、脳の機能も実は毎日の食事に使用する油や食材から少しずつ変えていけるのです。

良質のオイル、オメガ3を摂取する

飽和脂肪酸 主に動物性		パルミチン酸など	バター・乳製品 パーム油・ココナッツ油	●ココナッツオイルは脳細胞の修復に有効
不飽和脂肪酸 主に植物性＋魚	オメガ9	オレイン酸を多く含む	オリーブ油・米油など	●キャノーラオイルは毒性が高いといわれている
	オメガ6	リノール酸を多く含む	植物油脂（サラダ油） コーン油・大豆油・ごま油・ひまわり油・グレープシードオイルなど	●サラダ油は安価で粗悪なものが多い ●現代の食生活で摂取過剰ぎみ ●細胞膜を硬化し炎症を引き起こす原因となる
	オメガ3	αリノレン酸を多く含む	**亜麻仁油 えごま油 DHA・EPA インカインチオイル**	●αリノレン酸→EPA→DHAへと変化する ●高温に弱く調理が難しい ●現代の食生活の中でほとんど摂取できていない ●細胞膜を軟化し炎症を抑える （脳機能を高める）
エステル型脂肪酸			マーガリン 人工油など	●人工的に水素添加された油脂 ●プラスチックと分子構造が似ているといわれるので摂取は控える

感情のバランスを取るセロトニンを増やす

「セロトニン」は一般的に「幸せホルモン」と呼ばれていますが、私は「感情のバランスホルモン」と呼んでいます。

セロトニンは、感情のプラス（陽）とマイナス（陰）のバランスをとり、ニュートラルな状態（平静）を保ってくれる脳内ホルモンなのです。

このセロトニンが不足しがちになると、精神のバランスが崩れてウツっぽくなったり、逆に興奮してパニック状態になることもあります。

特に**女性の場合は、もともと男性に比べてセロトニンが半分しかつくれない身体**だといわれています。

その上、毎月の周期の中で排卵期を過ぎると、エストロゲン値の変動によりセロトニンがさらに減少してしまうのです。

また、セロトニンは日光を浴びると増えることがわかっていますが、日照時間の短い冬はＰＭＤＤの症状が悪化する人も多いのです。

そこで、**女性は特にセロトニンを増やすことが大切**になってきます。

栄養療法でセロトニンを増やす

栄養療法でセロトニンを増やすためには、セロトニンをつくる主な６つの要素を意識して摂取することです。

それらは、**トリプトファン、ビタミンB6、鉄、ナイアシン、葉酸、マグネシウムの6つ**です。

排卵後と月経直前のエストロゲンの急激な減少時にセロトニンも減少

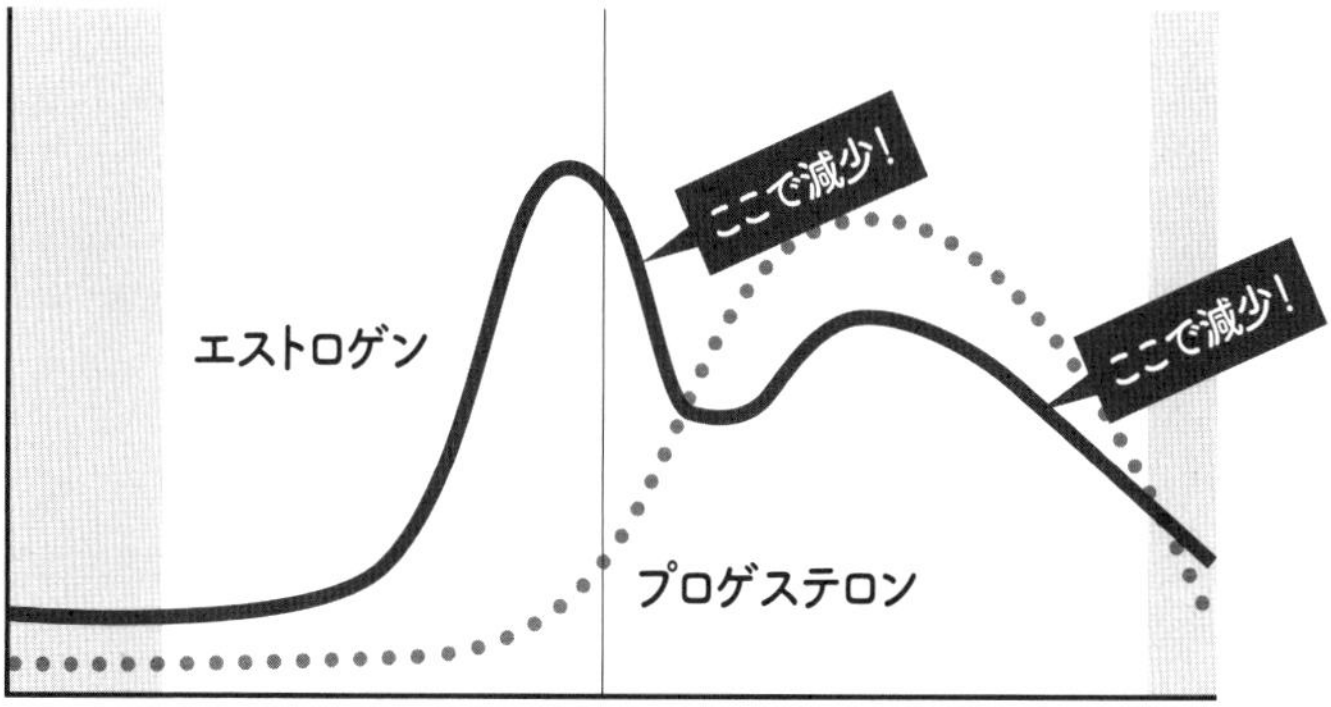

トリプトファンは、肉や魚、大豆製品（豆腐・納豆・味噌など）などのたんぱく質の多い食材に含まれているので、バランスの良い食生活を心がけるようにしましょう。

バナナにはセロトニンを合成する６つの栄養素が含まれています。また、オリゴ糖は腸内の善玉菌のえさになってくれますので、朝食やおやつなどに積極的に取り入れることをおすすめします。

炭水化物をとることでトリプトファンの脳内への吸収が上がることも実験でわかっています。

平均的な食事をしていれば1日に必要な炭水化物量に問題はありませんが、最近、ダイエット目的で流行っている炭水化物を抜く食生活や「ローカーボ」的な食事は、セロトニンがより必要なＰＭＤＤの方はできるだけ避ける方が賢明です。

運動でセロトニンを増やす

運動の中でも有酸素運動は自律神経を整え、無酸素運動は筋力をつけるのに有効ですが、**運動不足もセロトニン不足の原因**につながることがわかっています。

特に運動の中でも、ダンスやエアロビクスなど一定のリズムを刻むリズミカルな運動がセロトニンを増加させるといわれています。

ダンスを日常生活に取り入れることはハードルが高いかもしれませんが、階段の上り下りもリズム運動なので、できるだけ普段から階段がある場所では階段を使うようにしましょう。

運動不足の方は、週に何度かは通勤時に一駅分歩いてみるなど簡単にできる**ウォーキングを日々の生活に取り入れて**みてください。

ウォーキングもリズム運動であり、かつ有酸素運動でもあるので、２つの運動の相乗効果でＰＭＤＤには効果的です。

運動によって身体が活性化すると血流も増加して、脳の血行も促進されることになるので、脳の働きもより活発になるメリットがあります。

日光にあたる

屋内で過ごすことの多い現代人は日光を浴びる機会があまりないのですが、毎日日光を15分程度浴びるだけでセロトニンが増加するといわれています。

週に数回は太陽の光を浴びながらウォーキングをする習慣をつけるとよいでしょう。

血糖値の乱れは心の乱れ

排卵から月経前の2週間は、特に血糖値が下がりやすい時期だといわれています。

通常、血糖値は食後4～5時間かけて上下しますが、この2週間は女性ホルモンの影響で2～3時間で上下してしまいます。

これによって、食後に血糖値が上がってもすぐに下がるため、頻繁に何かを食べたくなったりします。月経前に食欲が増すのは、これが理由の1つです。

また、血糖値が下がると交感神経が優位になるので、攻撃的で興奮した気持ちになりやすいともいわれています。

前項でも述べたように、最近流行りの炭水化物をカットする食生活にこだわりすぎていると、血糖値を下げることになってしまうので、**炭水化物をカットしすぎないバランスの良い食生活を心がけて**ください。

直接糖の制限

先述にあるように、月経前は血糖値が下がりやすくなるため食欲が増したように感じます。

ただし、この働きは月経前の正常な身体の働きでもあるので、無理に食欲を我慢することは逆に月経前症状を悪化させることにもつながります。

そこで、この時期は何をどのように食べるかが大事になってきます。

たとえば、**間食にはなるべく直接糖（砂糖）がたくさん使われた甘いものは控えるようにし**ましょう。

血糖値が乱れやすいときに甘いものを食べすぎると、さらに血糖値の急上昇、急降下を招き、自律神経のバランスが崩れてしまいます。

もし間食をするなら、良質の脂質・タンパク質を含み、栄養価が高く満腹感があるナッツ類がおすすめです。どうしてもチョコレートを食べたくなったときは、アーモンドチョコにしてみては？

もちろん、それでも食べ過ぎには気をつけてください。

自律神経を整えるための呼吸法

自律神経が安定するということは、交感神経と副交感神経のバランスが整うということを意味します。

特にストレスを感じると交感神経が優位になってくるので、できる限りストレスの少ない生活習慣を送り、夜は睡眠をたっぷりととって、バランスの良い食事、適度な運動を心がけることです。

現代人は、このように生活リズムがとれた規則正しい生活ができていません。

日中の勤務時間や活動時間が長く、睡眠時間が短い生活は交感神経と副交感神経のバランスを乱す原因になってしまいます。

特に睡眠不足は、うつ病の悪化を招くともいわれています。

自律神経は、呼吸や体温調節、血圧や脈拍などの身体の機能を自動的にバランスを取ってくれている重要な神経中枢です。

自律神経の乱れやすい現代人は体の不調を感じると、その不調を治すために薬に頼る傾向があります。

でも、まずは薬に頼る前に、自分が普通で当たり前の生活ができているかどうかを見直すところからはじめてみましょう。

その上で、ヨガや呼吸法、有酸素運動などを取り入れるのは、自律神経のバランスをとるのにとても効果的です。

ここでは、私のおすすめするヨガのメソッドにもとづいた呼吸法を2つご紹介したいと思います。

基本的に、「自律神経を安定させよう！」と思っても、神経は私たちの意志でその働きを調節できるわけではありません。

けれども、**1つだけ私たちが意識することで自律神経を整えられる方法がある**のです。

それが**呼吸**です。

私たちは、たとえ睡眠中でも無意識のうちに息を吸ったり吐いたりを繰り返していますが、この呼吸によって、自律神経のバランスを自動的に取っているのです。

そこで、この呼吸を意識的に行うことによって、自律神経をコントロールするのです。

吸う息は交感神経が優位に働き、吐く息は副交感神経が優位に働きます。

寝る前に5分間行いたい呼吸
――陰陽の呼吸（ナディーショーダナ）

①あぐら、またはリラックスした姿勢で座る（椅子に座ったままでもOK）。
②目を閉じて、呼吸を整える。
③左手の手の平を上に向けて、膝の上に置く。
④右手の親指で右の鼻孔を押さえ、左の鼻孔からゆっくり長く息を吸う。
⑤今度は小指で左の鼻孔を押さえ、親指を離して右の鼻孔からゆっくり長く息を吐く。
⑥右から吐ききったら、そのまま右の鼻孔からゆっくり長く息を吸う。
⑦今度は右の鼻孔を親指で押さえ、左の鼻孔から息をゆっくり吐く。

＊①～⑦を5分～10分間行う。息を吸うのは必ず左からはじめる。

陰陽の呼吸
（ナディーショーダナ）

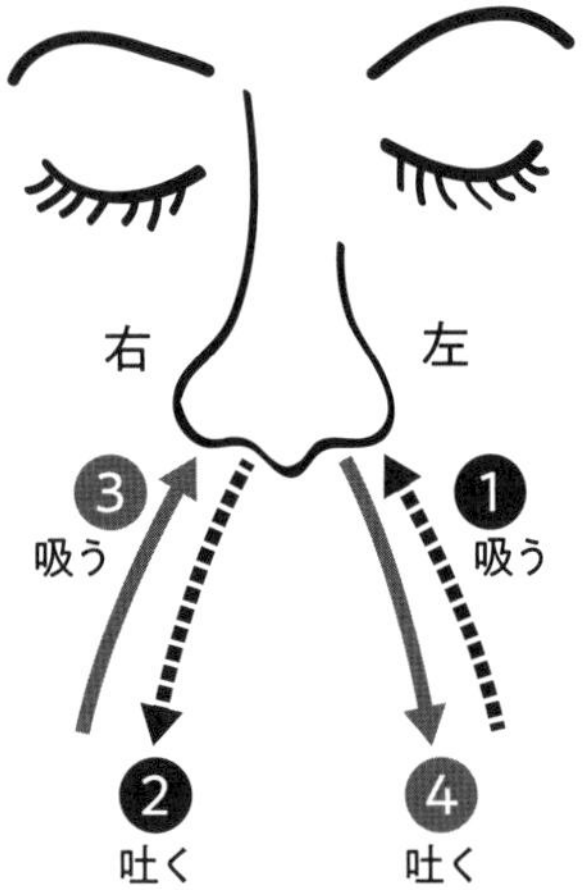

この呼吸法では、左右交互に呼吸することで交感神経と副交感神経を整えながら自律神経のバランスを調整していきます。

左右の鼻腔は、右の鼻腔が交感神経、左の鼻腔は副交感神経の働きを表しています。

人間のエネルギーはヨガでは、左が女性性（陰）である「イダー」、右が男性性（陽）である「ピンガラ」と呼ばれており、このどちらもが一人の人間に存在していると信じられています。

この両方のエネルギー・バランスもこの呼吸法で整います。

ストレスを感じた時に行いたい呼吸
――観息の呼吸（自分とつながる呼吸）

①目を閉じて、ゆっくりと息を5カウント吸う。

②できるだけ長くゆっくりと7カウントで息を吐ききる。

③意識を自分の内側に引き込むように呼吸を見つめる。

不安を感じたとき、イライラするとき、悲しいときなど、負の感情に襲われたときに行う呼吸です。行う回数は何回でも構わないので、負の瞬間が来たときにその都度、行ってみてください。

座ったままでも、立ったままでも、いつでもどこでも行える呼吸法で、寝る前に横になって行うのでもＯＫです。

この呼吸を行うときの**ポイントは、必ず吸う息よりも吐く息の方を長くすること**です。そして、**呼吸に合わせて高ぶっていた感情やネガティブな気持ちが、ゆっくりと落ち着いていくのを感じること**です。

外側に向いた意識を、自分の内側に引き込む感覚を感じてください。

自分の感情の波が荒く波打っていた水面が、穏やかに静まるイメージを想像して行ってください。

穏やかな呼吸を心がけていると、いつもの自分につながることができてきます。

すると、地に足がついてきて多少のことでは揺れない、ぶれない自分をつくることができます。

特に、頭で考えすぎてしまいがちな人には、呼吸という人間本来が持っているメカニズムから自分を変えていく方法はおすすめです。

PMDDやPMSに効果のあるハーブ

私のカウンセリングでは、できる限り「(不要な) 薬を使わない」「(不要な) 薬はやめる」ためにも、薬に代わるもので本質的な治癒を目指しています。

栄養療法やサプリメントに加えて、**ハーブも副作用の心配が少なく身体をゆるやかに変えてくれる頼もしい存在**です。

ここでは、ＰＭＳやＰＭＤＤに効果的なハーブをご紹介します。

セントジョーンズワート（鎮静作用・抗うつ作用）

気分の落ち込みやうつ症状に効果があると有名なハーブ。

うつ状態に対して抗うつ薬（ＳＳＲＩ）と同様に脳内のセロトニン量を保つ働きがあるといわれていて、セロトニンの減少が起因になるＰＭＳやＰＭＤＤ、更年期の気分の落ち込みなどにも効果を発揮します。

ドイツでは実際に医薬品として用いられているハーブです。副作用がほとんどない安全性が高いハーブですが、薬の飲み合わせに注意が必要なハーブです。

併用に危険がある医薬品は、抗うつ薬、経口避妊薬（ピル）、シクロスポリン（免疫抑制薬）、ジゴキシン（心臓病薬）、ＨＩＶ感染症治療薬、抗がん剤、抗てんかん薬、ワルファリンなどの抗凝固剤です。

パッションフラワー（鎮静・安眠作用）

鎮静効果のあるハーブ。精神的な緊張による不眠の治療などに使用されています。自然な眠りを誘い、すっきりとした目覚めも期待されています。

依存性がない植物性のトランキライザー（精神安定剤）として知られていて、ストレスに起因する胃痛や頭痛にも効果がありイライラからの解放やリラックス効果があります。

ラズベリーリーフ（子宮周辺への作用）

古くから**子宮に対する働きとして知られているハーブ**。フラガリンという成分には女性の子宮や骨盤周辺の筋肉を緩める働きがあります。月経痛を和らげ、子宮周辺の血流を促します。

欧米では「マタニティハーブ」といわれており、妊娠後期から出産直後にかけて、ラズベリーリーフティーを飲むと出産が楽になるといわれています。

他には月経痛やPMS・PMDDからくるイライラの症状なども和らげてくれます。

＊子宮を刺激するために、妊娠初期には摂取を控えるようにしてください。

チェストベリー（女性ホルモンのバランスを整える）

脳下垂体を刺激してホルモンバランスを整え、プロゲステロンの分泌を正常化する働きがあります。月経周期を整えて月経前の症状を緩和し、月経過多、子宮筋腫、子宮内膜症、更年期障害などに有効です。また、月経前の精神的な症状を緩和してくれる他、ピルを飲んだ後の月経を再び調節し、排卵を自然に回復させてくれます。

＊妊娠中や子どもへの使用は避けてください。また、経口避妊薬の作用を低下させることがあります。

レッドクローバー（女性ホルモンのバランスを整える）

レッドクローバーに含まれるイソフラボンはエストロゲンに似た作用があり、エストロゲンの過不足を調整してくれます。ミネラルが豊富で、特にカルシウム、マグネシウム、鉄分の含有量が際立ち、月経期の貧血にも効果的です。**レッドクローバーは、大豆イソフラボンに代替してエストロゲン作用を期待できるハーブ**といわれています。

＊妊娠中や子どもへの使用は避けてください。

上記のハーブをハーブティーにして飲む場合は、**１ℓ以上のお湯でハーブティーを作**

り、体内に十分成分がいきわたるように1日3～4杯、2週間以上続けて飲むのがおすすめです。

飲みやすくするために、他のハーブとブレンドするのもいいでしょう。夏場は冷やして飲んでも大丈夫です。

第7章

PMDDから解放された女性たち

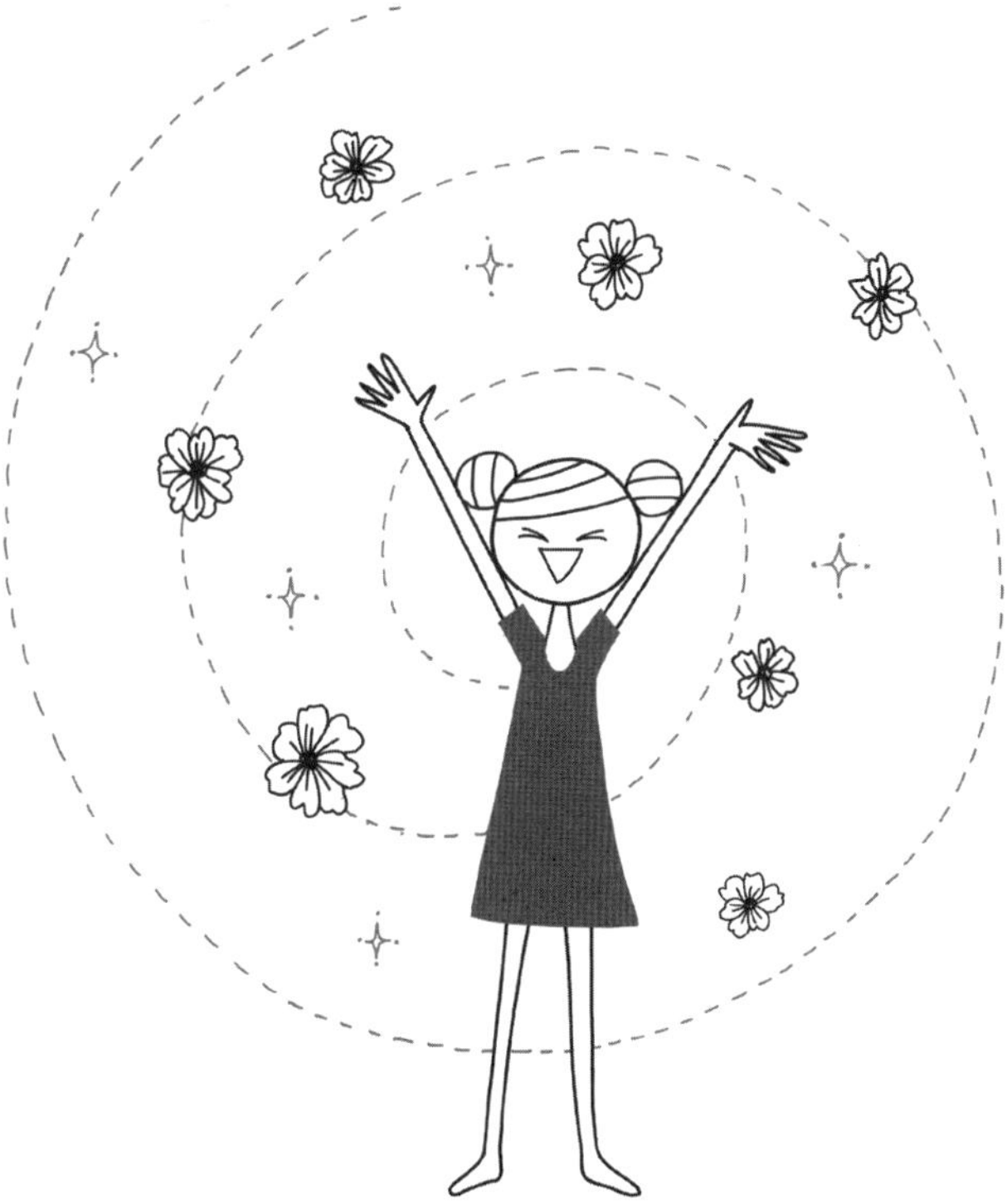

この章では、**実際にＰＭＤＤに悩み苦しんでいた女性たちが、カウンセリングを通してＰＭＤＤから自由になった喜びの声**をお届けします。

カウンセリングを受ける前の状況から、カウンセリングを受けた後の状況まで、それぞれ６人の女性たちにＰＭＤＤの体験談をレポートしていただいたものに、私の所見を加えてみました。

各々のケースの背景や症状はそれぞれですが、「もう死んでしまいたい！」とまで思い詰めるほどつらかったＰＭＤＤから解放されて、新たな人生を生きはじめた女性たちの生の声は、今、ＰＭＤＤに直面し、解決策を見つけようとしている方々にとって、大きな勇気と希望につながるはずです。

やっと、本当の自分を見つけた！

A様　30代

カウンセリング申し込み時の状況

精神的な症状が特に強い。身体的にはひどい倦怠感、睡眠時の骨盤や腰の痛み。症状が強く出はじめたのは、30歳くらいから。

カウンセリング所見

カウンセリングに来られた時の彼女は、心身ともに「余裕がない」という状態がうかがえました。家族の中で母、妻、義理の嫁、娘として多くの役割を演じることで自分に気持ちを向ける余裕がなくなり心身に負担がきていたようです。またAさんは、子どものころから親や人の目を気にしながら、自分を抑えて周囲の期待に応えながら生きてきたことで、自分の本当の気持ちに気づくこと、本当はどう生きたいかがわからなくなっていたのです。そして、そのフラストレーションが自分だけでなく、周りにも激しい感情としてぶつけられていました。

カウンセリング後の感想

先日はありがとうございました。とても貴重な時間となりました。PMS、PMDDに一緒に向き合ってくれる方がいることを心強く感じました。このつらさを誰かに聞いてほしい。でも、その人に私の状況を理解してもらえなかったり、また、おかしいと思われたら、もう立ち直れないと思っていました。PMDDがひどい時は、発狂したように泣いて叫んで、夫に殴りかかったこともあり、その時は小さかった子どもたちが泣きながら私に抱きついてきたこともありました。

思えば、これまで常に自分を責めてきたようです。でも、恵子さんのおかげで症状を悪化させる根本的な理由と、改善案がわかって救われました。今回のカウンセリングでは、客観的に自分の生活を見つめ直すことができました。心と体はつながっていることもよくわかりました。

Aさんのケースを終えて

Aさんは、カウンセリングでは「本当の自分」という言葉に敏感に反応していました。あたかも初めて聞いた言葉かのように。それほど自分に意識を向けてこなかったのです。けれども、カウンセリングを通して、初めて「自分の本当の気持ち」と向き合うことになりました。自分を意識することになった彼女は、自分の過去を振り返ることができたのです。そして、自分を客観的に見つめることもできるようになりました。自分が今何を感じ、どう生きようとしているのか、ということを考えはじめることで、彼女の症状は少しずつ落ち着いてきたようです。

もう、死にたいなんて思わない！

B様　20代

カウンセリング申し込み時の状況

自殺願望、モノへの八つ当たり、身近な人への態度の変化（急に連絡を断ったり、責めたり）など。婚約した相手のためにと、心療内科の薬や婦人科で処方された漢方にトライしたけれど効果を感じられない。ＰＭＤＤの具体的な改善策を知りたい。将来は子どもも欲しいので、今のうちに症状を緩和したい。

カウンセリング所見

Ｂさんは20代半ばから軽いうつを患って心療内科に通っていた方です。その後、医師からＰＭＤＤと診断されました。月経前にはイライラや落ち込みがひどくなり、リストカットや首を吊るなどの自傷行為も出ていました。月経痛もひどく、痛み止めでは効かないほどでした。食事は水分摂取も少なく炭水化物が多め。甘いものや外食も多く、生活習慣は乱れていただけでなく、長年鬱積した両親との関係にも苦しんでいました。特に、うつ症状の時に、「死にたい」と口にして以来、両親との仲もこじれてしまいました。また、当時お付き合いしていた男性との関係においても、自分らしく生きることはできていなかったようです。誰からも本当の自分を受け入れてもらえず、

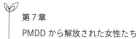

自分には居場所がない。愛してほしい人にも愛されない、理解されないという孤独感が彼女のＰＭＤＤの症状を悪化させていました。

カウンセリング後の感想

おかげさまで今では、ＰＭＤＤの症状もなくなりました。心から感謝いたします。特に、科学的根拠や資料を交えての説明は説得力があり、信頼してカウンセリングを受けることができました。その日から実践できるアドバイスも多く、ありがたかったです。ＰＭＤＤの原因のひとつに、両親との距離感がありました。自分は愛されていないと思っていたのですが、カウンセリングを通して私も愛されていたのだと理解できて、心のわだかまりがほぐれたようです。人前であんなに号泣したのは初めてでした。カウンセリング後、死にたいと思うことが少なくなりました。両親に対しての憎しみの気持ちも減りました。また、前よりも自己肯定感が持てるようになりました。現在は結婚し、おかげさまで平穏に暮らせています。時々生理前に気持ちが不安定になったりもしますが、前より自分の意見をはっきりパートナーに伝えられるようになりました。両親とも離れて暮らすことで、関係が良好になったような気がします。

Bさんのケースを終えて

Bさんが感じていたのは、両親からの疎外感と孤独感。彼女がカウンセリングで学んだのは、親の不器用さでした。実は、親は親なりに自分に愛情をちゃんとかけてくれていたのです。今、Bさんは親から愛されていたことを理解したことで、数十年間満たされなかった思いが少しずつ溶け出したのです。過去は取り戻せませんが、過去を糧に未来をつくることはできるのです。今、彼女は信頼できるパートナーと出会い、これまでの過去を癒しはじめています。もちろん、そのためにはまずは自分が満ちていなければなりません。カウンセリングを通して、彼女は自分が満たされる方法を見出したのです。

長年の苦しみから解放されたら、世界が明るくなった　C様　20代

カウンセリング申し込み時の状況

月経の2週間ほど前から、あることがきっかけになると、怒りが爆発してしまい制御ができなくなる。大声を上げたり、モノを投げたり、殴ったり、泣きわめいたりして、モノに当たれない時は自分を殴ったりもする。この症状を治したいけれど、抗うつ剤などの薬物療法は避けたい。

カウンセリング所見

幼少期には両親が不仲で、仲の良い家族というものを知らずに育ったＣさん。彼女は常に親の顔色をうかがい、自分を抑えて生きるしかありませんでした。そんな彼女は大人になると、親の元から離れて、当時お付き合いしていた彼の所に転がり込むことに。それでも月経前の症状は治まらずに悪化すると、自分への無価値観から自傷行為にまで至ることもありました。彼女の満たされない寂しい思いは、実家を出ただけでは解決していなかったのです。また、生活習慣にも問題を抱えたＣさんは、食事はコンビニで買ったものやカップ麺も多く、甘いデザートもパスタも大好き。食べることも大切にできていませんでした。さらには運動不足で体温も35度台という低体温。彼女はまるで、「自分を大切にする」ということをすっかり忘れていたかのようでした。

カウンセリング後の感想

アドバイスを実践することで、以前は2週間あった生理前のイライラが今では1日あるかないかにまで軽減しました。それも、コントロールできないレベルではありません。今ではもう生理前もネガティブになることはなく、自分を責めずに穏やかに過ごせています。カウンセリング後は、長年背負っていた重みから解放された気分で、世界が見違えるように明るくなりました。友人たちからも性格が明るくなったと言われ、生まれ変わったような感覚です。

その後、同棲していた彼と別れました。これも、「本当にこの人は私に必要なのか？」と自分を見つめ直した結果の決断です。今は、実家で家族と暮らしていますが、それでも生理前は落ち着いています。辞めたかった仕事も今は楽しく働けています。これも、心と身体のバランスが整ってきたからだと思います。カウンセリングの日は、私の中で人生が大きく変わった1日になりました。感謝しています。ありがとうございました！

Cさんのケースを終えて

漠然とした未来への不安や満たされない思いを持つCさんは、自己肯定感も低く、本当の自分を受け入れられずにいました。そこで、カウンセリングを通して、その漠然とした負の感情がどこから生まれているのかを探ってもらったのです。すると、長年背負っていた肩の荷を下ろすことが可能になり、本当の自分を体感できるまでになりました。本当の自分の気持ちや考え方、生き方は誰からもジャッジされる必要はなく、自分さえもそれらをジャッジする必要はないのです。今のCさんは、ただあるがまま、どんな自分をも受け入れて生きるということができるようになりました。

ありのままの自分を生きられるようになった　D様　20代

カウンセリング申し込み時の状況

23歳。高校生の時からＰＭＤＤの症状があり、昨年ＰＭＤＤの専門の医師から正式にＰＭＤＤとの診断を受ける。症状がない月もあれば、ひどい時は暴れたり、物を壊したり、パニックになったり泣き続けたりなど大きな波があるのが特徴。現在ピルと漢方でコントロールしているもののピルはやめたいと思っている。

カウンセリング所見

数年前に父親を亡くしたDさんですが、彼女の母はこれまで幾多の困難を乗り越えてきた方です。そこで、彼女はそんな頑張り屋の母親を無意識のうちにロールモデルとして、職業も母親と同じ助産師を目指してきたのです。でも、尊敬できる母親と自分をつい比べてしまい、できない自分のことを責めていました。そしていつしか、自分に対するプレッシャーで押しつぶされてしまい、食事もおろそかになるなど、日常生活にも影響が出はじめたのです。心身のバランスが崩れてきたDさんは、月経前には自殺願望が出るほど落ち込みや自己否定がひどくなっていました。

カウンセリング後の感想

お久しぶりです！　カウンセリング後、ピルをやめてから通常の周期で生理がきました。しっかり栄養も取ってきたからだと思います。これまでは、いつPMDDが起こるかわからず不安な日々でしたが、カウンセリングで周期別の身体の変化を学べたので、自分に起きることを受け入れられるようになりました。今では、自分の生活を大切にできていると思います。直近の生理前は、何事もなく過ごせました。排卵後の時期に症状が出やすかったのですが、今では、「しんどいな」と思った時は、そんな自分も受け入れています。

また、頑張っている人を見ても「すごいな、でも私は私」と自分を責めることもなくなり、自分を優先する時も「人の役に立てていない」と自己嫌悪に陥ることもなくなりました。落ち込んだり、泣いたり、イライラしたりする時も「これも自分だもん」と思えるようになり、ブラックな自分が出てきても「どんな私も私なんだ!」と受け入れられるようになりました（笑）。助産師としても無理に頑張りすぎず、ありのままに生きる助産師を理想にしていきたいです。

Dさんのケースを終えて

強い母を目標にして自分に負荷をかけてきた彼女。でも実は、彼女の母親が頑張っていたのは、Dさんという娘の存在があったからこそ。母親だって一人で頑張っていたわけではなかったのです。そのことがわかった時、彼女の中で長年凝り固まっていたものが溶けていきました。カウンセリング後はどんな自分も自分だということを理解し、否定してきた陰の自分も、陽の自分と同じように受け入れられるようになったのです。高い理想を掲げ、嫌な自分、ダメな自分を責めて自己嫌悪に陥っていた彼女も、もう、自分をジャッジすることなく自分を見つめられるようになりました。今のDさんには、日々の生活を大切にし、自分を大切にするという感覚がはっきりと芽生えてきています。

今、生まれ変わって人生の第二章を生きる

E様　30代

カウンセリング申し込み時の状況

現在35歳。20代後半よりＰＭＳの症状が出はじめて徐々に重くなり、2年ほど前にＰＭＤＤと診断される。23歳の時にパニック障害を患い改善したと思ったら、今度はＰＭＳ・ＰＭＤＤで悩むようになる。最近別れたパートナー（3年間同居）には殴りかかったり、暴言を吐いたり、モノを破壊したり、大騒ぎをして警察・救急車を呼ぶこともあったほど。相手からは結局、別れを告げられる。現在は実家で母と共に暮らしているが、今度は母に当たり散らしてしまい、母にも迷惑をかけてしまっている。

カウンセリング所見

思春期に両親の離婚を経験したEさんは、母親を許せない気持ちをずっと抱えてきました。そんな彼女は、20代でパニック症状が出はじめると、仕事も続かず、転職を繰り返して自信を失ってしまいます。そこで、そんな自分を変えたいと、余計に頑張ろうと無理をしてしまったことで、月経前の症状は激しく悪化しました。気づけばEさんは、何をしても誰といても満たされない空っぽの自分になっていたのです。その後、自分には価値がない、大切にしてもらえないという感覚が募り、自傷行為までを引き起こしてしまいました。

カウンセリング後の感想

先生、あれから私、変わりました！　母にこれまでの思いをきちんと話したら、母も反省していることを知り、何より母が一生懸命サポートしてくれる姿に気づいたら、もう家を出なくても大丈夫と思えるようになりました。仕事の方も、今は契約社員として働いています。生理前はイラッとしたり、落ち込みがちでしたが、以前のようなコントロールできないほどの怒りが爆発することはなくなりました。普通のＰＭＳ程度だと思います。

食事や生活習慣にも気をつけるようになり、運動もスクワットをしたり一駅分歩いたり、外に出て日光を浴びたりしていますが、こんな日々の小さな積み重ねが、私に確かな自信を与えてくれているようです。今後、自分の体がどう変わっていくのか楽しみです。何年も通った心療内科よりも、たった3時間のカウンセリングでこんなにも変化が起きてびっくりです。先生と出逢えたことに心から感謝しています。これから、私の人生の第二章がはじまるような気がしています！

Eさんのケースを終えて

Eさんは、自分にとっての正しい生き方をずっと探してきた女性です。彼女は、常に明るくなければいけない、輝いてなければいけない。そうでないと幸せになれないと考えていました。でもカウンセリング後、人生を変えるのは日々の小さな積み重ねであり、一瞬一瞬の自分と向き合うことだと気づいたのです。もともと人の顔色をうかがいがちだった彼女は、自分のことを俯瞰する習慣はついていたのです。ただし、俯瞰しながらも、「良い自分」か「悪い自分」かという視点で自分のことをジャッジしていたのです。けれども今、これまで否定してきた「悪い自分」さえも大切な自分だと受け入れられるようになり、人生の新しい一歩を踏み出しているところです。

自分も幸せになっていいことに気づいた！

F様　30代

カウンセリング申し込み時の状況

結婚のために上京後、環境の変化によるストレスを感じはじめる。月経前の症状がひどい時にはひどく落ち込み、イライラして家族に当たりケンカになったり、子どもにも怒ったりしてしまう。そんな自分に嫌気がさし、自己否定に陥る。過去にはリストカットなどの自傷行為もあり。月経前は身体もだるく、思うように動かず。夫の方からＰＭＤＤではないかと治療を勧められる。病院に通院して薬を服用しても、月経前後は精神的に不安定になることに変わりはなく、薬を服用するべきかどうか悩んでいる。

カウンセリング所見

Ｆさんは、子どもの頃から母親に「しっかりした自分」を期待され、自分を大切にしない生き方を求められていました。それが彼女の心を閉ざしてしまい、中学生くらいから不登校やひきこもりがはじまり、20代に入ると、精神不安やＰＭＳの症状が出るようになりました。完璧主義の母親の下で育った彼女は、完璧な自分を演じきれなくなると、ついに、結婚生活も上手くいかなくなり、常に満たされない自分を感じるようになってしまいます。家族や他人を優先してきて、自分を置き去りにしてきたＦさんは、自分を取り戻す必要があったのです。

カウンセリング後の感想

カウンセリング後にすぐにハーブティーを飲みはじめると、数日後には身体がラクになってきました。また、ＰＭＤＤに必要な栄養のサプリメントも摂取するようになると、10日後くらいから「体が満たされてる感じ」がして、些細なことで感動して涙が止まらなくなりました。体が元気になって強くなると、体が心を助けてくれるんですね。その後は、自分を責めることがなくなりました。カウンセリングの時に「幸せになっていいんだよ」と恵子さんに言われた一言がきっかけになったのだと思います。これまで自分のことなんて考えてこなかったので、自分が幸せになっていいんだとは思わなかったのです。今、心がゆるんで温かくなったような気分です。カウンセリングを受ける前と後では、生き方が変わってきたようです。今では生理前も心がつらくならずに、問題なく過ごせています。

Fさんのケースを終えて

自分のことはいつも後回しで、自分の幸せよりも人の幸せが最優先という生き方をしてきたFさん。そんな彼女は、自分ではなぜ生きづらさを感じているのかよくわかっていなかったようでした。けれどもカウンセリングで、「自分は幸せになっていいんだ」と気づいた時、これまでの自分をゆるし、自分を縛りつけていたものから自由になれたのです。何年も通った病院よりも、飲み続けた薬よりも、カウンセリングで学んだことが彼女には効果があったようです。身体を大切にして、自分を抑えつけていた本当の理由を知り、自分をそこから解放することが症状を改善しているのです。

自分なりの解決方法で心と身体をメンテナンス

6名の女性たちの体験談はいかがでしたでしょうか？
カウンセリング後、多くの方がＰＭＤＤの症状を改善されています。
これまでの落ち込みを、引きずることがなくなったり、イライラはしても持続せずに落ち着けるようになったりなど、通常のＰＭＳの症状に抑えられるようになったケースが多いと言えるでしょう。

もちろん、女性は月経のある限り月経前の症状が出るのはホルモンバランスの変化から考えても当たり前のことです。

たとえば、一度風邪にかかってしまい、その風邪が治ったとしても、また、不摂生をすればいつか風邪を引いてしまうのと同じです。

寝不足が続いたり、身体を冷やしたり、抵抗力がなくなれば風邪はまた引いてしまうのです。

このように、ＰＭＳやＰＭＤＤも毎日の過ごし方で毎月症状の出方は変わるのです。

また同時に、ストレスが大きくなったり、自分を大切にできないなど自分の心にもきちんと向き合えていないと症状も変化します。

大切なのは、そうなった時に、ちゃんと自分を見つめ直して、自分なりの解決方法や改善策を見つけて、心と身体のメンテナンスをしていくのです。

決して「治っていない！」と自暴自棄になったり、不安になったりする必要はないのです。

なぜならば、**ＰＭＳやＰＭＤＤに完治というものはない**からです。それは、波のない海などないのと同じようなものです。でも、自分の中にあるその波を、おだやかな波にするか、激しい波にするかは常に私たち次第なのです。どうせなら、おだやかな波に漂っていたいですよね。でも、激しい波も必ず何か大きな学びと、それを乗り越えられる力を与えてくれるものです。

だから月経前に不安になる必要はありません。

ただありのままに、自分を見つめること、自分の波を知ることなのです。

おわりに

一人の女性として社会の中で生きるということ

これまで私は、ＰＭＳやＰＭＤＤにまつわる女性ホルモンの働きや心理について独自に学び、カウンセリングで多くの女性と出会ってきました。

その中で私が痛感してきたのは、**この社会において一人の女性が担っている役割はとても多く、そのせいで、日々の生活の中で本当の自分に向き合う時間すら見つけることができない女性たちが多い**ということです。

たとえば、一人の女性が妻として家庭を守り、母として子育てをし、娘として親と関わり、また会社や組織の一員として仕事に携わるなど、さまざまな環境のもとで人々や社会と関わっているのです。

もちろん、これは男性にも同じことが言えるのですが、女性には本書でご紹介したチャートにあるような〝大きな波〟が毎月訪れてくるという大きな違いがあるのです。

私は、これまでのカウンセリングで、**自身の役割を忠実にかつ完璧にこなそうとしているる人ほど、ＰＭＤＤの症状が悪化している人が多い**ことに気づきました。

正義感が強く、人のために尽くそうとする人ほど、人に甘えたり頼ったりすることができず、自分のために時間を使うこと、休むことに罪悪感を持つ人が多いのです。

社会で一人何役も演じなければならない女性

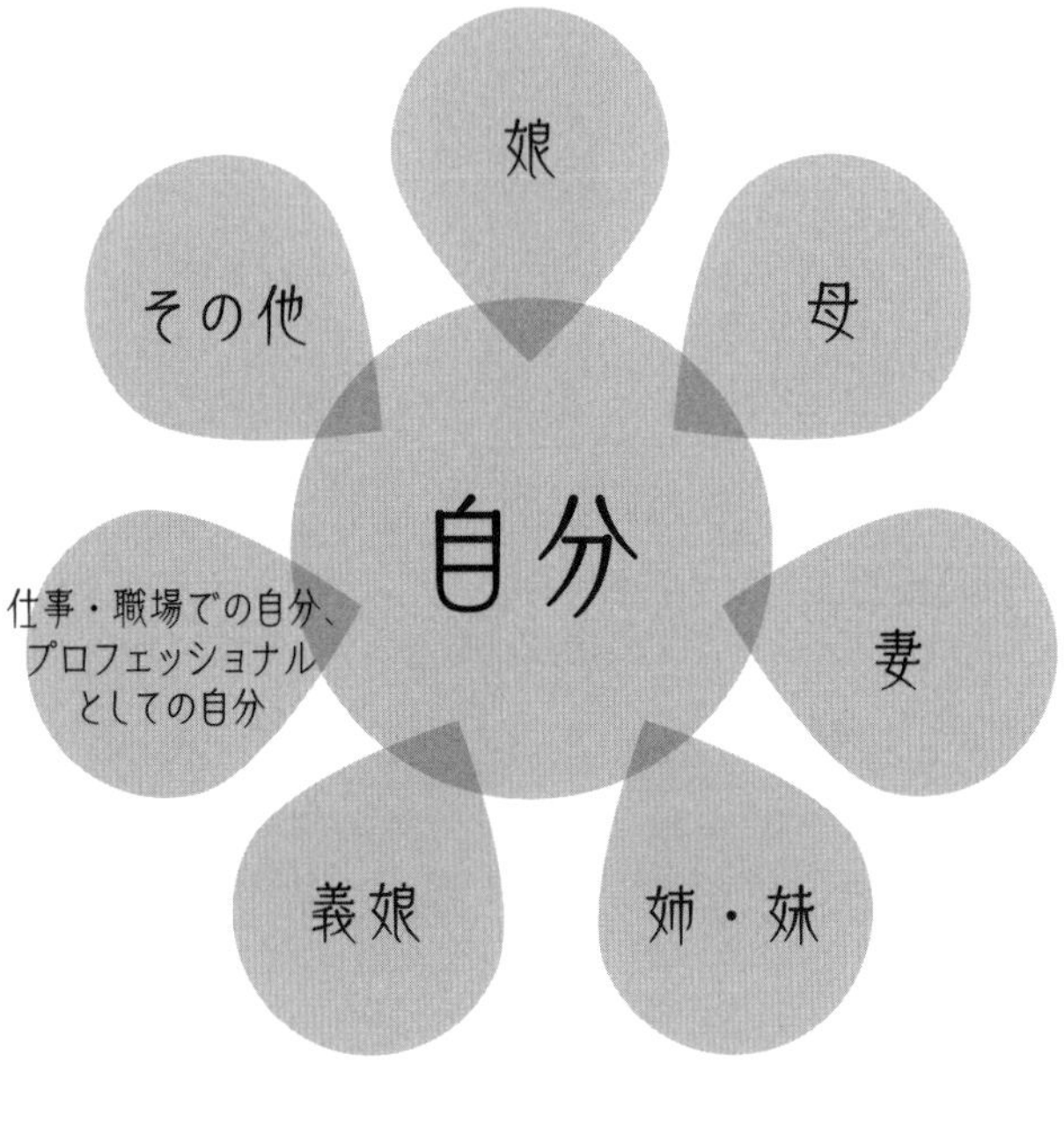

自分が満ち足りることで、自分も周囲も幸せになれる

経済用語のひとつに、「**トリクルダウン**」という言葉があります。

これは、「富める者が富めば、貧しい者にも自然に富がしたたり落ちてゆく」という、**豊かさはトップダウンで社会全体に広がるという意味の言葉**です。

ここでは、221ページのイラストにあるタワー状に積まれたグラスの一番上にあるグラスを自分自身だと想像してみてください。

ご存じのように、グラスを重ねたタワーでは、一番上のグラス（自分自身）に液体が注がれていきグラスいっぱいまで満たされると、下のグラスにも液体があふれ出していき、全部のグラスにまでしたたり落ちていくというものです。

これは、自分にとっての心の充足感や、自分自身がどこまで満ち足りているか、ということにもたとえられるのです。

つまり、**自分自身が豊かに満ちて初めて、その周りの人、夫や子ども、家族や友人にもその良い影響が生まれる**ということです。

ただ、このグラスは誰かに満たしてもらったり、何かに満たされたりするものではありません。

たとえば、誰かが気持ちのいいことを言ってくれたり、何か欲しいものを買ったりしても、それは長続きするものではなく、決して安定した心からの充足感ではないのです。

本当の意味で満たされるとは、〝自分自身で満ちる〟ということです。

自分で自分の満たし方がわかれば、もう空っぽの自分になることはありません。

そして、満ち足りた自分は他者にもその気持ちの豊かさを与えることができるのです。
それはただ内側からあふれてくるものなので、頑張らなくても、無理しなくても、自然に他者に与えられるものなのです。

自分が満ちて
豊かな気持ちになれることで、
周囲にも良い影響が与えられる

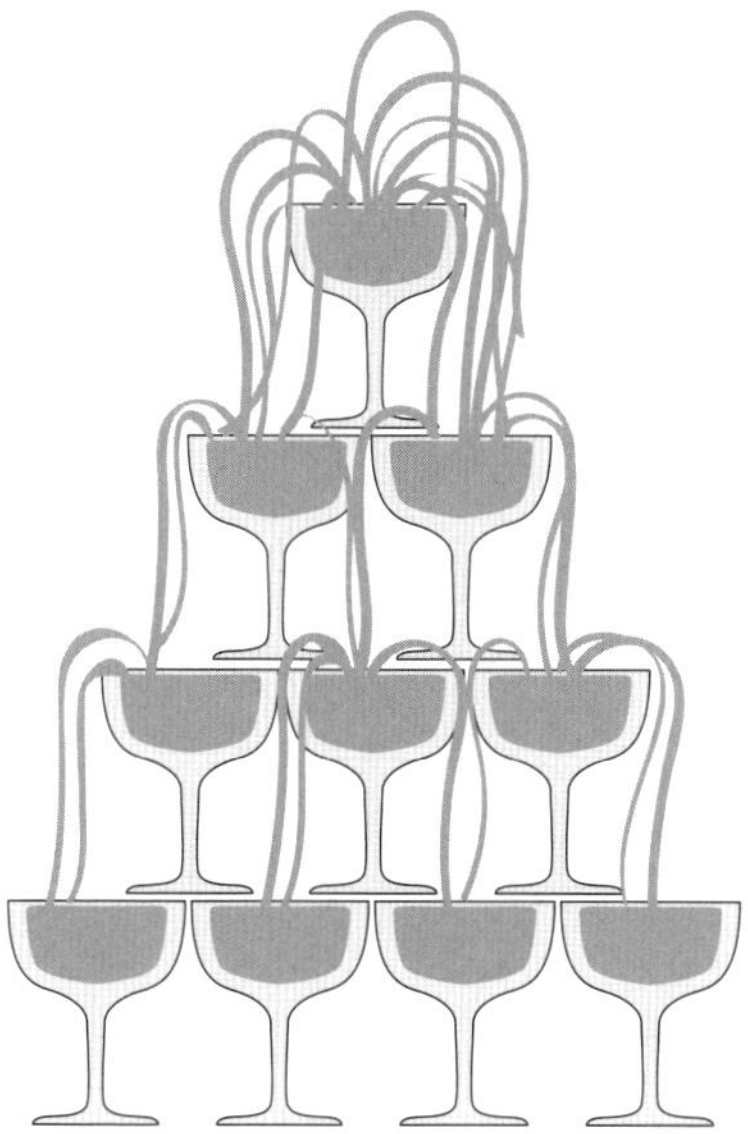

PMDDは人生を変えるギフトになる

PMDDは、人生を狂わせてしまうほど深刻な病気です。

しかし、**それは人生を大きく変えるチャンス**でもあるのです。

自分の内側が「このままではいけない！」「このままでは幸せになれない！」と、自分にSOSを送っている証拠なのです。

PMDDは、「SOSに気づいて！」「自分の内側を見つめて！」とあなたに教えてくれているのです。

だから、このサインを受け取ったならば、**本当の自分は何を求めているのか、どういう生き方がしたいのか、という自分の内側からの声に耳を澄ませる必要がある**ということなのです。

そして、**本当の自分の声に耳を澄ませて、行動に移せたとき、必ず人生は変わります。**

実は、**ＰＭＤＤは自分らしく生きる人生を与えてくれる大きなギフト**にもなり得るものです。

ＰＭＤＤをきっかけに自分に向き合い、自分を見つめなおすことで、自分が思い描いていた理想をはるかに超える人生を送ることも可能になるのです。

ただし、**そのギフトを本当に〝人生を変える贈り物〟にするかどうかは、自分次第な**のです。

さあ、想像を超える本当の自分に出会うため、今日からできることを行動に移していきましょう。

――最後に

この本は、多くの方々のご協力のもとで完成することができました。

「世の中の役に立つ本を出したい」と共感してくださった㈱ヴォイス社長の大森浩司さんがおられなければこの本は世に出ませんでした。

また、この本の趣旨を誰よりも理解し、出版の実現に尽力してくださったプロデューサーの山本時嗣さん、この本を書籍にする過程で、素人の私に的確なアドバイスをくださり、編集にご協力いただだいた西元啓子さん、本当にありがとうございました。

また、本書の完成に関わってくださったすべての方々に、心よりお礼を申し上げます。

そして過去をも含めて私のすべてを受け入れ、いつも傍で支えてくれる主人、さらにさまざまな経験を共にし、今でも私のよき理解者でいてくれる家族に感謝します。

また今回、自らの経験を誰かの役に立ててほしいとインタビューに応えてくださったクライアントの皆様にも感謝いたします。

さらには、これまでカウンセリングに来てくださった方々のおかげで、さらにエビデンスと知識を深められることも可能になり、おかげさまでカウンセリングメソッドを書籍化することができました。

これまで私と関わり、ご協力いただいたすべての方に心より感謝申し上げます。

この本がＰＭＤＤに悩む女性とそのパートナー、ご家族にとって役立つものでありますように。

そして１人でも多くの女性が、自分らしくありのままに生きていくことができますように。

最後までお読みくださりありがとうございました。

２０１９年９月　森井恵子

著者

森井 恵子　もりい・けいこ

PMS/PMDD専門カウンセラー、パーソナル・メンタルトレーナー「ホリスティック・レメディ」主宰。20代にPMDD（月経前不快気分障害）を発症。重度のうつ状態に自分が苦しむだけでなく、家族への暴言や破壊行為など、自分の意志では手に負えない症状に苦しむ。生活を一変させようとカナダに渡航し、そこで代替療法やヨガを学ぶ。しかし、PMDDの突発的な症状で警察沙汰になり精神病院に送られ、アパートを追い出される。失意の中、アメリカへ渡りヨガアシュラムに半年滞在。その後、さらにヨガを研鑽するためインドに6か月滞在。この数年の過程で体質、生活習慣の変化によりPMDDの症状は消失する。そこから、PMDDの理論を紐解くことで、PMDDによる心身の症状を改善する独自のメソッドを樹立。現在は、日本ではまだ認知の低いPMDDをはじめ、PMSを含むさまざまな女性疾患のカウンセリングを行っている。これまでの自身のさまざまな経験をベースにしたカウンセリングは、国内、海外の多くのクライアントの人生を大きく変えてきた。

HP　http://holistic-remedy.net/

ブログ　https://ameblo.jp/holistic-remedy/

いつもやってくる、殺したくなる自分にサヨナラ
毎月のツラすぎるその症状
あなたはPMDD《月経前不快気分障害》かもしれない!?

2019年10月15日　第1版第1刷発行

著　者　森井 恵子

プロデュース　山本 時嗣
編　集　西元 啓子
装丁イラスト　媛野 葵 (Plant Hagalaz)
本文イラスト　藤井 由美子
校　閲　野崎 清春
デザイン　染谷 千秋（8th Wonder）

発行者　大森 浩司
発行所　株式会社 ヴォイス　出版事業部
〒106-0031
東京都港区西麻布3-24-17 広瀬ビル
☎ 03-5474-5777（代表）
☎ 03-3408-7473（編集）
FAX 03-5411-1939
www.voice-inc.co.jp

印刷・製本　株式会社 歩プロセス

ISBN 978-4-89976-498-4

Information

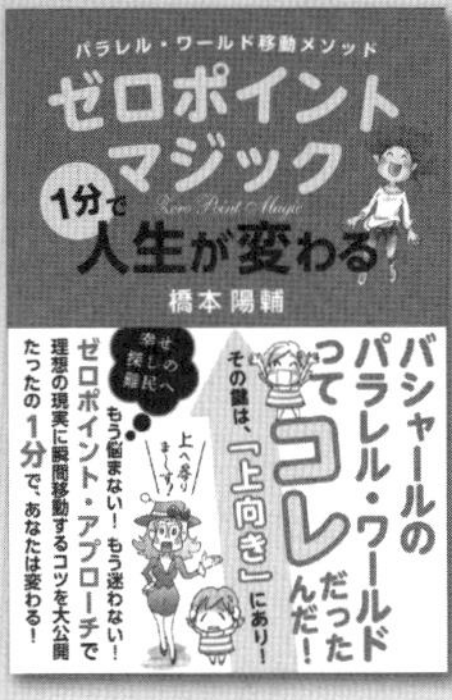

パラレル・ワールド移動メソッド

ゼロポイントマジック 1分で人生が変わる

橋本 陽輔 著

ひぐらし カンナ イラスト

208 ページ/定価:本体 1,600 円+税

ISBN:978-4-89976-492-2

いのちのヌード

まっさらな命と真剣に向き合う医師たちのプロジェクト
「ヘンタイドクターズ」

秋山 佳胤、池川 明、梅津 貴陽、巽 一郎、
ドクタードルフィン 松久 正、長堀 優 著

263 ページ/定価:本体 1,600 円+税

ISBN:978-4-89976-494-6

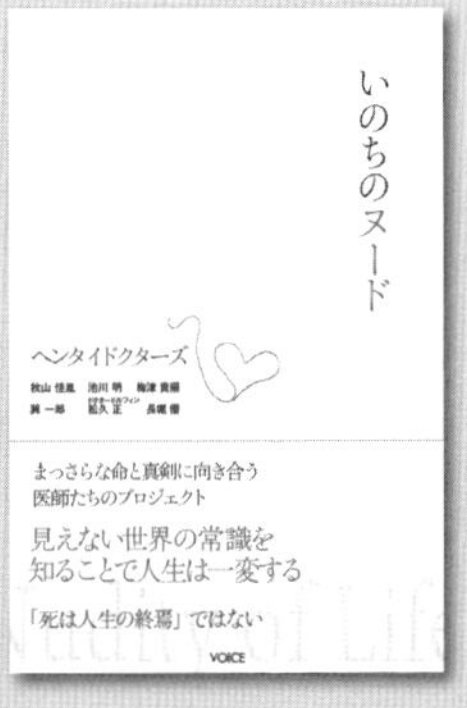

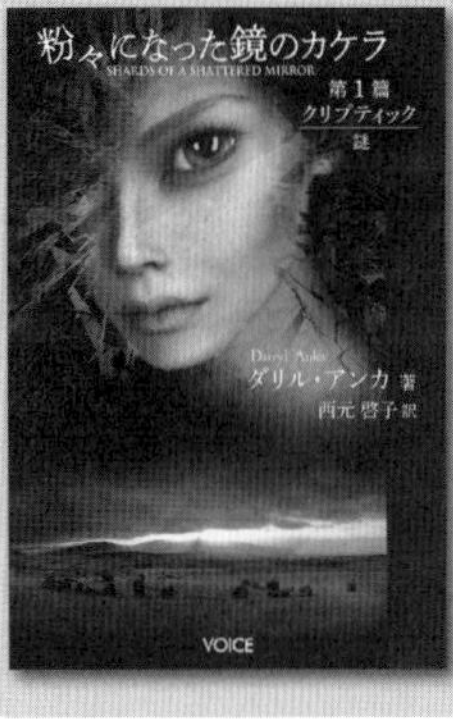

粉々になった鏡のカケラ

第1篇 クリプティック —謎—

700年後の地球の未来を描いたSFファンタジー小説

ダリル・アンカ 著

西元 啓子 訳

全米で話題沸騰中!

432 ページ/定価:本体 1,800 円+税

ISBN:978-4-89976-497-7

お求めはお近くの書店、ブックサービス(☎0120-29-9625)、
または小社 HP へ https://www.voice-inc.co.jp/